食の安全と企業戦略

食品安全基本法と食生活への貢献

亀和田光男
森 地 敏 樹　編
小林登史夫

■ 幸 書 房

【編者略歴】

亀和田光男（かめわだ　みつお）

1922年　栃木県生まれ
1941年　宇都宮農林専門学校農芸化学科卒業（現　宇都宮大学農学部）
1942～45年　東京大学農学部農芸化学科勤務（研究嘱託）
1954年　明治製糖（株）に勤務（研究所主任研究員他）
1970年　仙波糖化工業（株）に勤務（技術担当取締役）
1983年　亀和田技術士事務所を開設
現　在　技術士（農業部門，農芸化学），乾燥食品，健康食品，食品工場の設計・建設，各県の技術アドバイザー，各種団体の委員
主な著書　「乾燥食品の基礎と応用」（共編・著，幸書房，1997），「食品製造・流通データ集」（共編・著，産業調査会，1998），「新世紀の食品加工技術」（共編・著，シーエムシー出版，2002），「食品設備・機器事典」（共編・著，産業調査会，2002）

森地　敏樹（もりち　としき）

1931年　東京都生まれ
1954年　東京大学農学部農芸化学科卒業
1970年　農学博士（東京大学）
1954～90年　農林水産省畜産試験場研究員，研究室長，企画連絡室長，場長を歴任。
1990年　農林水産省退官
1990年　日本大学農獣医学部（現　生物資源科学部）教授
2001年　日本大学退職
現　在　アリアケジャパン（株）技術顧問
主な著書　「バイオプリザベーション」（共編・著，幸書房，1999），「HACCPにおける微生物危害と対策」（共著，中央法規出版，2000），「食品の安全性」（共編・著，建帛社，2001），「食料の百科事典」（共著，丸善，2001）

小林登史夫（こばやし　としお）

1937年　東京都生まれ
1961年　東京大学農学部農芸化学科卒業。同大学院（工・化学工学科）修士課程へ
1965年　同大学院博士課程を中退，東京大学工学部助手に
1967年　工学博士（東京大学）
1973～93年　農林水産省食品総合研究所製造工学研究室　室長，中国農業試験場　連絡課長，農林水産技術会議事務局　研究管理官/開発官，食品総合研究所　企画連絡室長，熱帯農業研究センター　企画連絡室長，農業研究センター　総合研究官，食品総合研究所長を歴任。
1995年　農林水産省退官
1995年　(財)すかいらーくフードサイエンス研究所長
1997年　創価大学工学部　教授，'99-'01同・工学部長，現在に至る。
主な著書　「フードシステム学全集・5巻」（共編・著，農林統計協会，2001），「新世紀の食品加工技術」（監修・著，シーエムシー出版，2002），「食品設備・機器事典」（共編・著，産業調査会，2002），「食品産業，2010年の展望と課題」（第4章のとりまとめに携わる，21世紀食品産業文化振興会（日本食糧新聞社），2002）

発刊にあたって

二〇〇三年七月に食品安全基本法が制定されました。本法律では、食品の安全を守る第一義的責任は企業にあると明言しています。この食品安全行政の大方針が示された背景には、一九九六年のO157食中毒事件をはじめとする一連の企業の衛生管理の不手際から起こった食中毒事件や、二〇〇一年九月に発覚した国内のBSE感染牛の存在が大きく係わった事は周知のことと思われます。

食品産業に携わるものとして、食品の「安全」は、企業の存続にかかわる不可避的な問題として真摯に受け止めねばなりません。

今日、食品の素材の調達や加工は、海外への依存をますます強め、生産もより効率化が進んでおり、バイオテクノロジーを含めさまざまな技術やシステムが取り入れられております。

そうした意味で、今日、新しい観点から「食の安全」という問題を捉えることが求められております。

本書は、こうした食品企業を取り巻く環境の大きな変化を整理することで、今後の企業の舵取りの一助となればと考え、企画したものです。

第一章、第二章では「食品安全基本法」の考え方や「農場から食卓まで」の生産者、加工メーカー、流通、行政、そして消費者の食品安全を守る責任と役割を解説していただきました。

第三章では現在、食品の危害として見られているBSEをはじめ、添加物、残留農薬、有害微生物、放射線などの問題を取り上げ解説していただきました。

第四章では、「これからの食品製造企業の安全戦略」と題して、品質管理・品質保証を担っている方々に、消費者の方にも理解される安全を第一とした企業理念や安全を守るシステム、社内体制を解説していただきました。

第五章では、残留農薬問題で一時輸入が滞った中国野菜について現地の状況を含めて報告を頂き、併せて欧米との食品表示の違いや問題点を指摘していただきました。

最後には、前BSE問題に関する調査検討委員会の委員長を務められ「食品安全基本法」へとつながる報告書をまとめられた髙橋正郎氏（女子栄養大学大学院 客員教授）、前 全国消費者団体連絡会事務局長を務められ、現在、雪印乳業(株)社外取締役に就任されている日和佐信子氏、そして食品科学広報センター代表の正木英子氏にお集まりいただき、消費者の目から見た食品企業の問題点を率直にお話しいただいた座談会の模様を載せました。

座談会では、安全の問題にとどまらず、法令を悪用した企業倫理が厳しく指摘されております。「安全」を確保しても消費者から「安心」つまり「信頼」を得るためには企業の社会的責任を全うしなければならない事を痛切に感じざるを得ません。この企業の利益を「法令」や「安全」に優先させる姿勢、例えば偽表示の根絶なくして、企業の話す事柄に消費者が耳を傾ける事は無いようにも思われますが、食育などを通じて対話の道を切り開かねばなりません。

本書はこのような構成で、その目的である食の「安全」を企業の「戦略」とするための基本的視点を、それぞれの第一線の方からご執筆いただきました。

本書が、食品企業のマネジメントや品質・衛生管理の担当者の道しるべとなる事を切に願うものです。また、二〇〇三年後半に国内に広まったコイヘルペスウイルスによる養殖コイの大量死を例にとれば、今日の食品産業は、新興・再興の病原体、病原菌に対して最も注意しなくてはならない産業だということを、改めて肝に銘じなければならないと思います。

終わりに、本書の刊行にあたって、ご多忙のなか快くご協力いただいた執筆者各位に厚く御礼申し上げますとともに、編纂に絶えざるご協力をいただいた幸書房出版部夏野雅博氏に衷心より感謝の意を表します。

編者を代表して　亀和田光男

二〇〇四年一月

編集委員

亀和田光男　亀和田技術士事務所・所長（技術士：農業部門）
森地　敏樹　アリアケジャパン（株）技術顧問
小林登史夫　創価大学工学部教授

執筆者紹介（五十音順）

飯田　徹也　アサヒビール（株）総合支援本部・品質企画部エグゼクティブプロデューサー
池戸　重信　（独）農林水産消費技術センター・理事長
大下　克典　キッコーマン（株）品質保証部部長
亀井　俊郎　明治乳業（株）軽井沢工場・工場長
久米　賢次　（財）日本食品分析センター・常務理事（東京本部長）
小松　一裕　（財）日本食品分析センター多摩研究所・副所長（環境科学事業部長）
櫻井　勇平　桜井技術士事務所・所長（技術士・農業部門）
佐藤　秀隆　（財）日本食品分析センター千歳研究所・副所長
品川　森一　（独）動物衛生研究所・プリオン病研究センター長
鈴木　　忍　（財）日本食品分析センター多摩研究所・理事（薬事事業部長）

長坂　豊道　（財）日本食品分析センター・顧問
林　　徹　（独）国際農林水産業研究センター・食料利用部長
藤田　哲　藤田技術士事務所・所長（技術士：農業部門）
松本　正治　理研ビタミン（株）品質保証部部長
村上　正信　日本水産（株）中央研究所主任研究員（技術士：水産部門・総合技術監理部門）
森地　敏樹　アリアケジャパン（株）技術顧問
藪崎　隆　（財）日本食品分析センター多摩研究所・応用試験部副主席研究員
湯川剛一郎　（独）農林水産消費技術センター・横浜センター所長（技術士：農業部門・総合技術監理部門）
吉田信一郎　（財）日本食品分析センター多摩研究所・微生物研究課課長
渡井　正俊　（財）日本食品分析センター多摩研究所・応用科学事業部長

目　次

序論　日本の食事情と危害

現代の日本では、おそらく世界で最も豊富な種類の食品とその素材が大量に供給され、古今未曾有の《豊食の時代》とも、《飽食の時代》ともいわれています。しかし、一方で腸管出血性大腸菌や黄色ブドウ球菌毒素による大型食中毒の発生、国内でのＢＳＥ（ウシ海綿状脳症）の発症、食品表示の偽装、国の安全基準を超える農薬が検出された輸入野菜、無登録農薬の使用、わが国では認可されていない添加物を使用した食品などが相次いで問題となり、食品の安全性についての不安感が強まっているのが実状です。

また、現代日本では都市化が進行し、特に首都圏では農業が身近でない生活に変わっています。食品を生産し供給する側とそれを食べる消費者側が距離的にも意識的にも遠く離れてしまって、例えば稲を見てもご飯と結びつかない人々が増えてきていることは事実です。農場から食卓までの、いわゆるフードチェーンの流れに沿って見ると、川上になるほど、すなわち消費者からの距離が遠いほど、安全性についての不安が多いという調査結果も発表されています。輸入品よりも国産の食品を選択する人々の第一の基準が安全性であることも、消費者が生産の場における情報をほとんどもっていないことが不安の原因であることを強く示唆しています。

一　食品生産から最終消費までの一貫した安全性確保

食品の選択にあたり、美味しくて品質が高く、できるだけ新鮮で自然に近いものを求める一方、取扱いが簡便で、保存性にすぐれ、しかも安価なものを希望するなど、消費者の要望はきわめて多様です。しかし、何よりも優先されるのは、安全な食品であることです。食品素材の栽培、飼育、漁獲などの一次生産から始まり、製造・加工、流通・

表1　食品の生産から消費に至る全過程での健康を損なう危害発生の原因，危害因子と疾病例

食品の生産・加工・流通過程	危害発生の原因	主要な危害因子（有害物質・微生物の例）	疾　病　例
食　品　自　体	食品の誤認・誤用，調理法の誤り	テトロドトキシン，シガトキシン，ムスカリン，アミグダリン，ソラニンなど	フグ中毒，貝毒による中毒，毒きのこ中毒，有毒植物による中毒など
生　産　・　育　成	水質汚濁，土壌汚染，大気汚染，残留農薬，動物用医薬品，不適正な家畜飼料，放射性物質，病原細菌，ウイルス，原虫，寄生虫の汚染など	有機水銀，カドミウム，ヒ素，有機リン剤，有機塩素剤，PCB（ポリ塩化ビフェニル），ダイオキシン類，抗生物質，放射性降下物，感染型食中毒菌，小型球形ウイルス，異常プリオン，寄生虫など	水俣病，イタイイタイ病，農薬中毒，腸管出血性大腸菌食中毒，BSE（ウシ海綿状脳症），寄生虫病など
製造・加工過程	食品添加物の誤用・乱用，化学物質（殺菌剤，洗剤）の混入，病原微生物の汚染・増殖，硬質異物の混入など	ヒ素，PCB，指定外添加物，エンテロトキシン，ボツリヌス毒素，金属片，ガラス片など	粉乳ヒ素中毒，油症（PCB）中毒，ブドウ球菌食中毒，ボツリヌス食中毒など
貯蔵・配送過程	酸化，腐敗，病原微生物の増殖，有害カビの汚染，媒介動物による細菌汚染，ダニ類の発生など	脂質過酸化物，ヒスタミン，カビ毒（アフラトキシンなど），サルモネラ属菌など	酸敗油脂による中毒，アレルギー様食中毒，真菌症（肝硬変，発がん），サルモネラ症など
調　理　過　程	病原細菌汚染（調理者，調理器具由来），調味料の誤用・乱用，過度の焼け焦げなど	各種経口感染症・食中毒の病原体，ニトロソアミン，ヘテロサイクリックアミンなど	経口感染症，細菌性食中毒，化学性食中毒，中華料理店症候群，発がんなど
容器・器具類	原材料物質の誤用・乱用，不適切使用など	スズ，鉛などの有害金属，ホルムアルデヒド，スチレン，フタル酸エステルなど	急性または慢性重金属食中毒，肝障害など

（注）参考文献（1）p.3および（3）p.5の表に基づき，一部を改変した。

販売段階を経て最終消費に至るまで、この食品の流れのどこか一か所で食品の品質が劣化して安全性が損なわれると、それを元の健全な状態に戻すことはできません。

食品の安全性を脅かす有毒物質は、(一) 食品固有の生体成分として含まれているもの、(二) 食品の生産、加工、製造、流通を経て最終消費に至るまでの過程で外部から汚染するもの、(三) 食品を加工、製造、保存、調理する過程で新たに生成するもの、に分けて考えることができます。食品の流通過程全体を通じて、健康を損なう恐れのある危害因子とその発生原因をまとめて示すと表1のとおりです。以下、この表に沿って個別に説明したいと思います。

二 毒成分を含む動植物

天然の動植物のなかには固有の毒成分を含むものがあります。これを自然毒と呼びますが、人類は長年にわたる試行錯誤の結果、有毒な動植物を避ける、または無毒化する知恵を身につけました。

動物性自然毒には、フグ毒、シガテラ魚毒、貝毒などがあります。フグ毒や貝毒は、有毒な海洋細菌やプランクトンから始まる食物連鎖で生物濃縮された外因性成分と考えられています。フグについては食べられる種類や無毒部分のガイドラインが明示されていますので、調理を専門家に任せ、素人料理は避けなければなりません。植物性自然毒は主として毒きのこです。わが国で生育する毒きのこは三〇～六〇種といわれています。さらに、私たちの身近には約二〇〇種類の有毒植物が存在することが知られています。

また、ごくありふれた食品を摂取して、嘔吐、腹痛、下痢、じんま疹、湿疹、喘息《ぜんそく》などを起こす人々がいます。このような過敏反応の発症を食物アレルギーと呼びますが、近年、特定の食品が原因でアレルギー症状を起こす人の数が増加しています。そのため、平成十四年からアレルギーを起こしやすい物質を加工食品に表示することが決まりました。必ず表示しなければならないのは、卵、乳、小麦、ソバ、落花生の五品目であり、このほかに一九品目の表示が勧められています。表示は、重篤《じゅうとく》な食物アレルギー症状という危険を避け、食の安全を守る重要な情報伝達手段の一つですから、その記載は正確でなければなりません。

三　有害微生物の汚染と増殖

食品を介する危害の原因物質として、圧倒的多数を占めるものは有害微生物で、表1に示した生産・育成から調理に至るまでのすべての過程で汚染する可能性があります。わが国の行政上の食中毒病原微生物は細菌、ウイルス、原虫に大別されます。常時発生する食中毒の原因となる主な細菌の種類は、サルモネラ属菌、ブドウ球菌、腸炎ビブリオ、病原大腸菌、ウエルシュ菌、セレウス菌、カンピロバクターなどです。また、法律に指定する感染症であってもそれらが飲食に起因することが明らかな場合、コレラ菌、赤痢菌、チフス菌、パラチフスA菌も食中毒の病因物質として扱われます。さらに、食中毒の原因となるウイルスとしては小型球形ウイルスなど、原虫としてはクリプトスポリジウムなどが挙げられます。

平成十四年度の食中毒の発生状況を病因物質別に見ると、事件数では、発生頻度の高いものからサルモネラ属菌、カンピロバクター、小型球形ウイルス、腸炎ビブリオ、病原大腸菌（腸管出血性大腸菌を含む）の順になります。また、患者数で見ると、小型球形ウイルス、サルモネラ属菌、ウエルシュ菌、腸炎ビブリオ、カンピロバクターの順でした。

微生物による食中毒は三つの原則を守れば必ず予防できます。すなわち、第一に病原微生物を汚染させない、第二に汚染した病原微生物を増殖させない、第三に病原微生物を殺菌することです。厄介なことに、食中毒原因菌の多くは、食品中で増殖してかなり高い菌濃度に達しても、異味・異臭で感知することができません。したがって、提供する食品の安全性に責任をもつ食品企業では、専門的検査技術を駆使して有害微生物の挙動を監視し、その制御に努めなければなりません。ここでは腸炎ビブリオを例にとって考えてみましょう。この菌は海産魚介類に広く分布し、三〇ないし三七℃できわめて急速に増殖します。この食中毒は生の魚介類を好んで食べる日本人に非常に多く発生します。また、この菌が汚染している魚介類を調理した包丁や俎板《まないた》から他の食材に二次汚染して事故を起こすこともしばしばあります。しかし、腸炎ビブリオには、一〇℃以下では発育しない、加熱にはきわめて弱く煮沸では瞬時に死滅する、酸性環境（胃酸、食酢）で死にやすいなど、いくつかの弱点があることを正しく理解して魚介類を扱えば、本菌による食中毒は防止できます。

最近、食中毒発生総数に占める割合が発生件数でも、患者数でも急増しつつある小型球形ウイルスは、ヒトの腸管でしか増殖できず、その汚染源はヒト自身の糞便です。一般的には生カキなどの二枚貝が原因になることが多く、加熱処理がウイルス感染を防止するもっとも効果的な方法です。ウイルスは食品中では増殖しませんが、人の手などを介して伝播する場合があるので、衛生的な取扱いを徹底する必要があります。基本的には、下水を整備して、河川やカキの養殖海域を汚染させない環境管理が大切です。

一九八六年に英国で発生したＢＳＥが日本でも確認されたのは平成十三年（二〇〇一）八月でした。これは十分に加熱・加圧処理されなかった肉骨粉飼料の給与が原因と考えられ、そのなかに含まれていた異常型プリオン（タンパク質の一種）が病原体とされています。BSEプリオンが種の壁を越えて、ヒトに感染し、変異型クロイツフェルト・ヤコブ病を発症する危険性が指摘され、わが国では屠殺《とさつ》牛の全頭検査を実施して、BSE感染牛が市場に出回らない体制がつくられたことはご承知のとおりです。

一方、食品に分布し、保管条件が悪いと盛んに増殖して食品を腐敗させる微生物があります。腐敗性微生物は、細菌、酵母、カビ（糸状菌）など多種多様ですが、冷蔵を要する食品群では冷蔵庫内の低温でもかなり速やかに増殖する低温細菌の腐敗作用による品質の劣化が特に問題となります。また、赤身の魚類で一部の細菌の酵素作用によって生じる有害アミン（主としてヒスタミン）が原因となってアレルギーに似た食中毒を起こすことがあります。

なお、微生物ではありませんが、寄生虫の感染経路として経口感染はもっとも重要です。食品に付着した虫卵や感染型幼虫を経口摂取する場合と、中間宿主の体内で発育した幼虫をその中間宿主と一緒に食べて起こる場合がありますす。食の多様化とグルメ化が顕著な現代において、寄生虫に対する注意も忘れてはいけないと思います。

四　外部から汚染する有害物質

これまで外部から汚染した有害物質によって食品の安全性が脅かされ、社会的な大問題になった事例は少なくありません。原因となった物質の種類は多岐にわたり、汚染の背景もいろいろあって複雑ですが、いずれにしても食品を有害物質の汚染から守り、健全性を確保する食品保全の重要性が強調されるべきだと思います。

四・一　カビ毒

食品を汚染するカビの種類は、およそ二〇〇～五〇〇種類といわれています。細菌性食中毒と違って、一般にカビによる急性中毒はありませんが、カビの二次代謝産物で、ヒトや動物に有害な物質をカビ毒（マイコトキシン）と総称します。わが国では輸入黄変米で初めて問題となりましたが、世界的に注目されたカビ毒は一九六〇年に英国において七面鳥の中毒事故で発見されたアフラトキシンで、非常に強力な発がん物質です。カビ毒産生菌としては、アスペルギルス、ペニシリウム、フザリウムなどに属する菌種があり、現在約三〇〇種類のカビ毒が知られています。カビ毒はいずれも比較的低分子量の化合物で、病原細菌の毒素が高分子量であることと対照的です。通常の加熱や調理では分解されにくいので、農産物は収穫期に近づく頃からカビ汚染を防止することが大切です。ナッツ類にはアフラトキシンの規制値があり、輸入時に検査しています。なお、カビで発酵する食品はたくさんありますが、それらの製造に用いるカビは毒素産生の恐れがないことが確かめられているので、心配は要りません。ただし、家庭で大量にカビが発生した食品は食べない方がよいと思います。

四・二　食品汚染有害無機物

食品を汚染して大きな社会問題となった有害無機物として、水銀、カドミウム、ヒ素が挙げられます。工場の触媒として使われていた無機水銀から微量のメチル水銀が副生し、微生物、動物プランクトンを経て、魚介類へ生物濃縮され、これを人々が摂食して水俣病が発生しました。最近は、一部の魚介類の水銀にも注意が向けられています。また、鉱業所の金属廃液中のカドミウムが河川と水田を汚染し、農産物（主に米）に移行して、イタイイタイ病の原因となりました。ヒ素も昔から中毒例が知られていますが、調製粉乳の製造に用いたリン酸ナトリウムが不純であったため、粉乳にヒ素が混入して大規模な食中毒が発生しました。この事件をきっかけに、食品添加物公定書が作成されました。水道水の健康に関する基準項目にも、水銀、カドミウム、ヒ素などの基準値が定められています。このほかに、以前は鉛やスズなどでも中毒事故が起こりましたが、現在ではほとんど問題はありません。

四・三　食品汚染有害有機化合物

化学物質は、いろいろな面で私たちの生活に役立っていますが、利用時や利用後の管理と処理が不適切な場合は、直接または環境を介して食品を汚染し、私たちの健康に悪影響を及ぼすことがあります。現在、有機リン農薬や有機塩素系農薬が使われていますが、毒性の強いパラチオンや、体内蓄積性が強く、環境での分解が遅いＤＤＴやＢＨＣは使用が禁止されました。ＰＣＢ（ポリ塩化ビフェニル）も多方面で利用されてきましたが、環境汚染や食物連鎖による生物濃縮が問題となるとともに、昭和四十三年（一九六八）の油症事件の発生をきっかけに製造が中止され、使用が禁止されました。最近では、従来の中毒の概念では説明できないほど微量の化学物質による健康への影響が指摘されています。このような内分泌かく乱物質（環境ホルモン）の疑いのある化学物質のうちで食品汚染につながるものとしては、ダイオキシン類、ＰＣＢ類、各種農薬、プラスチック製の容器原料・添加剤（ビスフェノールＡ、フタル酸エステル類、スチレンなど）があり、食品衛生法の基準が設けられています。ただし、生体と内分泌かく乱物質の因果関係の厳密な証明はきわめて難しく、ヒトの健康に及ぼす影響についてはまだよく分かっていません。

五　加工、保存、調理の過程で生成する有害物質

食品を加工、保存、調理する過程で有害物質が生じる代表的事例として、脂質過酸化物とアミノ酸やタンパク質の加熱分解物が挙げられます。酸素による油脂（高度不飽和脂肪酸）の自動酸化は単に風味の劣化だけでなく、ハイドロパーオキシアルケナールのような有毒化合物の生成を招く場合もあります。油脂を多く含む食品を長期保存するときは、酸素の遮断、反応促進因子の除去、抗酸化剤の添加などが効果的です。一方、焼き魚や焼き肉を過度に加熱すると、トリプトファン、グルタミン酸や構成タンパク質から変異原性の強い加熱分解物（ヘテロ環アミン）が生じるおそれがありますので、タンパク質含量が高い食品の加工や調理に際して、過剰な加熱を避ける注意が必要です。また最近、穀類を原料とし、高温の油で揚げたスナック菓子のアクリルアミドも問題視されました。そのほかに、食品中や体内で亜硝酸と第二級アミンが反応して発がん性の*N*－ニトロソ化合物が生成する可能性も指摘されています。

六　食品提供における正しい情報の公開

食品の生産から最終消費まで一貫して、表1に示したような健康を損なう危害の発生を防止しなければなりません。今日では、食品の生産や加工・製造が海外で行われる場合も多く、その意味で輸入食品の水際での安全性チェックは

非常に重要です。また、食の安全を保証するためには、関連する情報を徹底的に公開し、消費者が判断して選択できる体制を整えることが不可欠です。正確な表示がその一つの手段であることはいうまでもありませんし、最近進められつつあるトレーサビリティシステムの導入も食の安心につながるものとして期待されます。さらに、衛生管理手法として現在国際的に広く適用されているＨＡＣＣＰ（危害分析重要管理点監視）システムならびにその前提となる一般的衛生管理プログラムについて正しい理解と適用が望まれます。

七　健康管理と食品企業の食育への積極的関与

現代は、あの食品は身体によい、この食品は身体に悪いというように、単純な食品情報・健康情報が氾濫しています。情報社会に生きる消費者はともすれば情報に盲目的に頼ってしまう傾向があることに気をつけるべきです。食品の取扱いに不案内な消費者への食品の衛生についての知識の普及には、企業としても積極的に取り組み、広い意味での食品の安全性に配慮することも必要でしょう。

また、国民の健康という点では、日頃のバランスがとれた食事が肝心だと思います。わが国の「食生活指針」（平成十二年閣議決定）の実践項目のなかに、多様な食品を組み合わせること、調理方法が偏らないようにすること、手づくりと外食や加工食品・調理食品を上手に組み合わせることが勧められていますが、これは食の安全性の面から見ても妥当なことと考えられます。

平成十五年五月に食品安全基本法が成立し、それに基づき同年七月に食品安全委員会が設置されて、国民の健康の保護を最優先とし、科学的なリスク分析の手法を取り入れた新しい食品安全行政がスタートしました。その詳しいことは本書の以下の章でお読みいただくこととして、食品企業としての企業倫理の確立と社会的責任の自覚が直接に国民の健康ならびに企業の繁栄に結びついていることを理解していただければ、本書の目的とするところも半ば達せられたと思います。

（森地敏樹）

参考文献

（1）日本フードスペシャリスト協会編：食品の安全性、一九五頁、建帛社（二〇〇一）
（2）田村真八郎：総論、総合食品安全事典、内山充編、三―一一頁、産業調査会事典出版センター（一九九四）
（3）澤村良二他編：食品衛生学、三二七頁、南江堂（一九八九）
（4）日本食品保全研究会編、春田三佐夫監修：ＨＡＣＣＰにおける微生物危害と対策、二三九頁、中央法規出版（二〇〇〇）
（5）五十嵐脩他編：総論、食料の百科事典、二―三九頁、丸善（二〇〇一）
（6）日本農芸化学会編：何を食べたらよいのか、一五七頁、学会出版センター（一九九九）
（7）中村靖彦：食の世界にいま何がおきているか、岩波新書（新赤版八一七）、二四五頁、岩波書店（二〇〇二）
（8）岩田直樹：人間とたべもの、食品開発の進め方、二―三三頁、幸書房（二〇〇二）
（9）日本フードスペシャリスト協会編：改訂フードスペシャリスト論、一七八頁、建帛社（二〇〇二）

第一章　食品安全基本法に基づく新たな食品安全行政の展開

一　食品安全基本法制定の経緯

平成十五年五月に食品安全基本法が公布され、同年七月から施行されました。また併せて食品の安全性確保に関連する諸法律が制定や改正されるとともに、同年七月には食品安全基本法に基づく食品安全委員会が設置されるなど、新たな食品安全行政がスタートすることとなりました。

本来、食品は人間が生きていくために必要な栄養素を補給するという機能や、美味しさなどを楽しむという嗜好的機能を有しているものですが、その前提として「安全」であることが必要不可欠なことはいうまでもありません。平成十三年に発生したＢＳＥ（ウシ海綿状脳症）問題やその翌年以降に多発した食品表示偽装事件は、こうした「食品」の要件である「安全性」だけではなく、生活の糧として日々これを利用する消費者から求められる「安心」をも奪う結果となりました。

一・一　「ＢＳＥ問題に関する調査検討委員会」報告書における食品安全行政のあり方

ＢＳＥ問題の発生を契機とし、農林水産大臣および厚生労働大臣の私的諮問機関として、ＢＳＥに関するそれまでの行政対応上の問題の検証と今後の畜産・食品衛生行政のあり方について検討するため、平成十三年十一月に「ＢＳＥ問題に関する調査検討委員会」が設置されました。同検討委員会は前後一一回開催され、平成十四年四月に報告書がまとめられました。同報告書は、今後の食品の安全性確保ための新たな行政のあり方を提言という形で示したもので、その後の施策の展開に当たり重要な位置付けとなりました。

なかでも、食品安全行政のあり方について、①従来の発想を変え、消費者の健康保護を最優先するという基本原則を理念として確立すること、②そのためには、すでにグローバル・スタンダードとなっているリスク分析の手法を導入すべきこと、そして③政府が「消費者の保護を基本とした包括的な食品の安全を確保するための法律」の制定と、独立性・一貫性をもったリスク評価を中心とした「新しい行政組織」の構築に関する成案を得て、必要な措置を講ずるべきであると提言しています。

すなわちこの提言が、その後の「食品安全基本法」の制定や「食品安全委員会」の設置などにつながることになります。以下に同報告書の基軸となっている提言内容の概要を示します。

(一)　消費者の健康保護の最優先

食品の最終消費をするのは消費者です。消費者は安全な食品を十分な情報を得た上で、選択できることを保証される権利をもっています。そのためには、消費者が意思決定に参加し、意見を表明し、情報を提供されなければなりません。食品の安全性の確保に関する基本原則として、消費者の健康保護が最優先に掲げられ、このような消費者の安全な食品へのアクセスの権利が位置付けられなければなりません。

こうした消費者の権利を保障するために、生産、加工、流通、販売を含む「農場から食卓まで」のフードチェーンにおいて、携わるすべての事業者は、食品の安全性の確保および正確な情報の提供に努める責務を有することになります。

このため、食品の安全性に係わる関係法において、その法目的に消費者の健康保護を最優先し、消費者の安全な食品へのアクセスの権利を定めるとともに、その目的を達成するための、予防原則に立った措置も含む行政及び事業者などの責務を定めるといった抜本的な改正・見直しが必要であるとしています。

(二) リスク分析手法の導入

食品は、農家や漁場といった生産地段階から、それらを原材料として用いる製造・加工段階、卸・小売といった流通段階、さらにはレストランやファーストフード店などの外食段階、そして家庭段階など各段階を経て消費者の口に入ります。この間、生産地段階では肥料や農薬など、製造・加工段階では食品添加物など、流通段階では有害微生物などといったように、フードチェーンの各段階において各種の危害(ハザード)の影響が懸念されます。「リスク」とは、こうしたハザード(残留農薬、食品添加物、有害微生物、放射性物質などの「危害」)が食品中に(例え極めて少なくても)存在するものという前提に立ち、その結果として生ずる健康への悪影響の起こる確率とその程度すなわち大きさを掛け合わせた関数として表すことができる概念とされています。科学技術の進展により様々な科学的知見が明らかになってくるにしたがい、食品の安全には「絶対」はなく、食品の安全性を、「シロ」か「クロ」かで論ずることが不可能となってきたわけです。

また、コーデックス(Codex)委員会は、こうした今日の食品の安全性をめぐる考え方に基づき、リスク分析の手法を各国が採用するべきだとしています。

わが国をはじめ諸外国は、これまでリスクはゼロであるべきという政策すなわち「リスクゼロ行政」を進めてきましたが、上記の根拠により以後「リスク分析」手法を導入した新たな食品安全行政を展開するに至ったわけです。

リスク分析は「リスク評価」「リスク管理」「リスクコミュニケーション」の三つの要素からなっています。このうちリスク評価は利害関係から独立して客観的に行われる必要があり、専門の科学者によって実施されます。すなわち、リスク評価はリスク管理部門と切り離して行われなければなりません。

一方リスク管理は、リスク評価の結果を受けて、可能な範囲で食品事故を未然に防いだり、悪影響の起こる確率や程度を最小にすることなどを目的として、消費者をはじめとしたすべての関係者と協議しながら、消費者の健康保護を第一の要素とし、その他有用性、社会的な影響などの要素を総合的に考慮して、適切な政策・措置を決定・実施する過程として位置付けられなければなりません。リスク管理は透明性をもつと同時に、採用された政策の結果は常にモニタリングされ再評価されなければなりません。

またＢＳＥ問題とそれに引き続いて明らかになった虚偽表示問題は、食品の原材料の追跡・検証が可能になるようなシステムを必要としました。トレーサビリティは最終商品から原材料へと追跡可能なシステムであり、食品の安全性の確保のためにフードチェーン全体を通じた全ての食品に適用すべきシステムとされ、リスク管理における重要な手法として位置付けられています。

リスクコミュニケーションは、リスク分析の重要な要素として位置付けられなければなりません。リスクコミュニケーションはリスク評価、リスク管理の普及、広報としてのみ行われるのではなく、リスク評価・リスク管理の過程においても重視して位置付けられなければならないとされています。

(三)　リスク分析に関する基本指針と組織体制の整備

「ＢＳＥ問題に関する調査検討委員会報告」において、食品の安全性の確保に係る組織体制の基本的考え方として、リスク分析に関する基本指針の確立の必要性が示されています。

すなわちこの基本指針は、リスク評価を実施する行政機関において、利害関係者の意見を聞き合意の下で作成されなければならず、リスク評価・リスク管理・リスクコミュニケーションを貫く基本方針を盛り込むとともに、リスク分析の原則から導かれたもので、その実施のための具体的方策等を掲げるものとされています。

一方リスク評価の実施については、一貫性、独立性の観点から関係省庁から独立した行政機関で行うべきであり、同機関はリスク分析に関する基本方針を策定し、客観的な科学評価を実施するため常勤メンバーの中に科学者のいる機関とすることが望ましいと考えられることから、これが後の「食品安全委員会」の設置につながっています。

二　食品安全基本法

前記の状況を踏まえ、平成十五年五月に「食品安全基本法（以下「基本法」）」が公布されました。この法律は、科学技術の発展、国際化の進展その他の国民の食生活を取り巻く環境の変化に的確に対応することの緊要性にかんがみ、食品の安全性の確保を総合的に推進しようとするものです。

なお、ここでいう「食品」とは、一般に「人が日常的に食物として摂取する物の総称。飲食物。食料品。」を意味し、特に明記しない限り食品の原料または材料となる農林水産物などは含まれず、最終的に飲食物として摂取しうる物だけを指しています。ただし、食品供給行程におけるあらゆる要素が飲食物として摂取される最終食品の安全性に影響を及ぼすおそれがあることから、最終食品段階における施策だけではなく、農林水産物の生産段階にまで遡る各段階における施策が含まれています。
基本法の主要な内容は、食品の安全性の確保に関し、
①　基本理念を定めること
②　施策の統一的な方向性を示すことにより、食品の安全性の確保を総合的に推進するため、施策の策定に係る基本方針を定めること
③　②の基本方針に定めるところにより講じられる措置について、それらの実施のための具体的方策を定める基本的事項を作成すること
④　国、地方公共団体及び食品関連事業者の責務、消費者の役割を明らかにすること
⑤　食品安全委員会について定めること
となっています。

二・一　基本法の基本理念

食品の安全性の確保を総合的に推進するというこの法律の目的を達成するための拠り所となる、食品の安全性の確保についての最も基本的な目標、理念として以下の三つの内容をあげています。
①　国民の健康保護が最も重要という基本的認識
②　食品供給行程の各段階における適切な措置
③　科学的知見に基づく措置による国民の健康への悪影響の未然防止

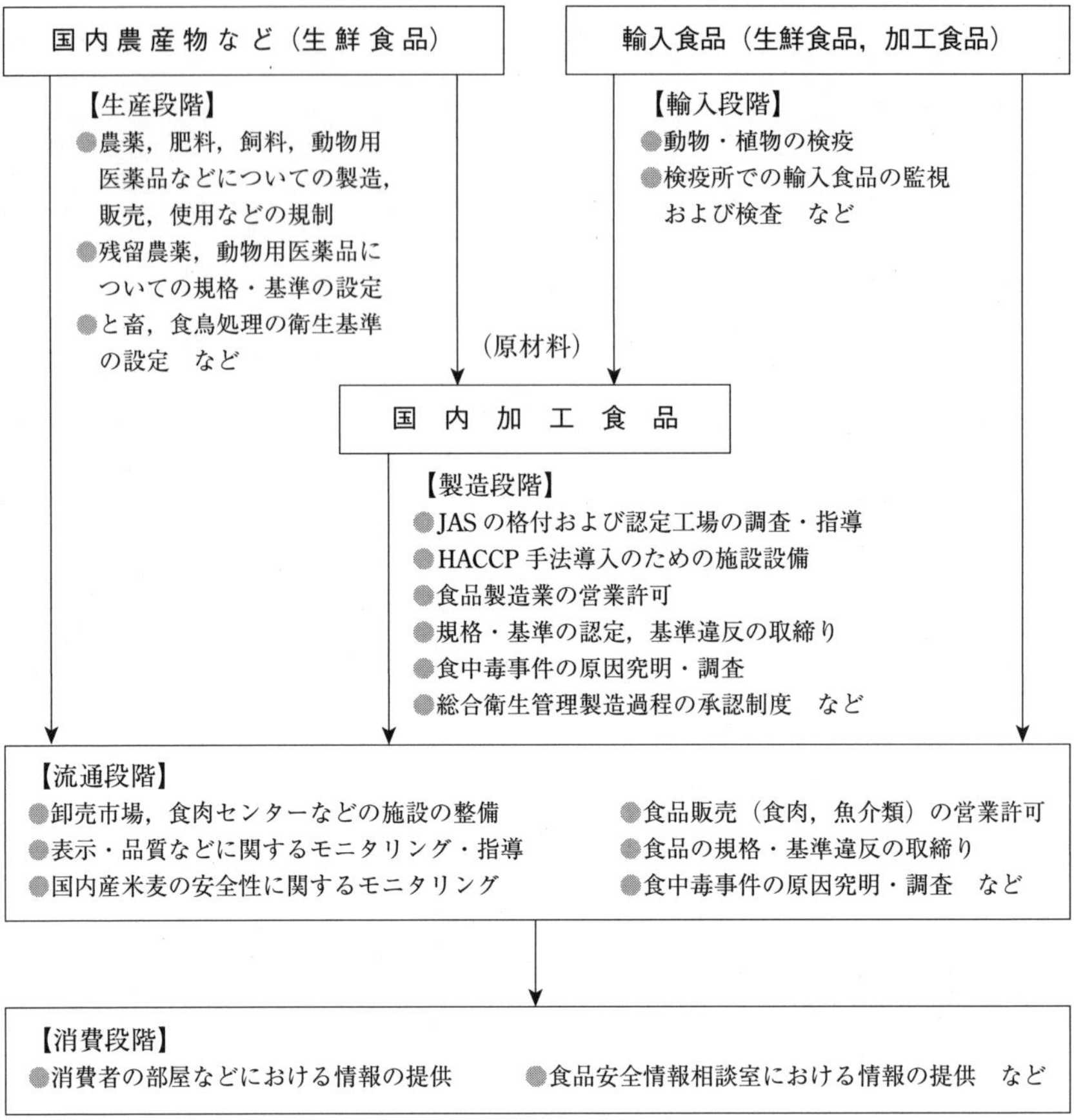
国内農産物など（生鮮食品）
輸入食品（生鮮食品，加工食品）
【生産段階】
●農薬，肥料，飼料，動物用医薬品などについての製造，販売，使用などの規制
●残留農薬，動物用医薬品についての規格・基準の設定
●と畜，食鳥処理の衛生基準の設定　など
【輸入段階】
●動物・植物の検疫
●検疫所での輸入食品の監視および検査　など
（原材料）
国内加工食品
【製造段階】
●JASの格付および認定工場の調査・指導
●HACCP手法導入のための施設設備
●食品製造業の営業許可
●規格・基準の認定，基準違反の取締り
●食中毒事件の原因究明・調査
●総合衛生管理製造過程の承認制度　など
【流通段階】
●卸売市場，食肉センターなどの施設の整備
●表示・品質などに関するモニタリング・指導
●国内産米麦の安全性に関するモニタリング
●食品販売（食肉，魚介類）の営業許可
●食品の規格・基準違反の取締り
●食中毒事件の原因究明・調査　など
【消費段階】
●消費者の部屋などにおける情報の提供
●食品安全情報相談室における情報の提供　など

図 1･1　食品供給行程における安全確保対策例

ただし、この三点は並列の関係ではなく、あくまでも①の国民の健康保護最優先という内容が前提にあり、そのもとに②③があるという位置付けとなっています。

このうち①の理念については、言うまでもなく、食品は、日常生活を支える衣食住の三要素の中でも最も必要不可欠なものであることから、その安全性が確保され、国民の健康が保護されることは、すべての国民生活、社会経済活動の基盤となるものです。

「BSE問題に関する調査検討委員会報告」においても、わが国で発生したBSE問題に対する行政対応の反省から、消費者の健康保護の軽視を厳しく指摘するとともに、消費者保護の最優先を食品の安全性の確保に関する基本原則として確立すべきことを指摘しており、当該理念はこれを踏まえたものです。

なお、ここで「最も重要」とは、食品の安全性の確保の観点としては、産業振興・国民経済の発展など、国民の健康保護以外にも様々な観点がありえますが、その中でも国民の健康が保護されることが最優先される観点であることを意味しています。

一方②に関しては、フードチェーンの各段階における安全確保対策の必要性が記されています。食品は、川上の農林水産業段階から、川中の食品製造業、食品卸売業、川下の食品小売業、外食産業の各段階を経て、最終の消費者の食生活に至る一連の行程により供給されており、この一連の行程の各段階における様々な要素が最終的に消費される食品の安全性に影響を及ぼす可能性があります。さらに今日のわが国の食品供給の形態は、原材料の海外依存度の増大、高度な加工・調理食品の普及などにより一層広域化・多様化しています。

こうした状況を踏まえ、食品の安全性の確保を総合的に推進するという本法の目的を達成するためには、一連の食品供給行程の各段階において、食品の安全性の確保のための必要な措置を適切に講じていく必要があります（図1・1）。

また上記に示す必要な措置は、食品の安全性の確保に関する国際的動向及び国民の意見に十分配慮しつつ、科学的知見に基づいて講じられることによって、食品を摂取することによる国民の健康への悪影響が未然に防止されるようにすることを旨として、行われなければならないことが③として記されています。

二・二　関係者の責務・役割

基本法においては、基本理念に基づく国、地方公共団体および食品関連事業者の責務と消費者の役割が規定されています。

それによると、国は食品の安全性の確保に関する施策を総合的に策定し、実施する責務を有することとされています。

一方、地方公共団体は、食品の安全性の確保に関し、国との適切な役割分担を踏まえて、その地方公共団体の区域の自然的経済的諸条件に応じた施策を策定し、実施する責務を有することとされています。

また食品関連事業者の責務も規定されています。ここで対象となるのは、単に食品の加工などを行っている事業者だけではなく、肥料、農薬、飼料、飼料添加物、動物用医薬品などの食品の安全性に影響を及ぼすおそれがある生産資材、食品や添加物または器具や容器包装を生産したり、輸入や販売などの事業活動を行う事業者であり、広範にわたります。これら食品関連事業者にあっては、自らが食品の安全性の確保について第一義的責任を有していることを認識して、食品の安全性を確保するために必要な措置を食品供給行程の各段階において適切に講ずる責務を有することとされています。

さらに食品関連事業者は、基本理念にのっとり、その事業活動を行うに当たっては、その事業活動に係る食品その他の物に関する正確かつ適切な情報の提供に努めなければならないことや、国または地方公共団体が実施する食品の安全性の確保に関する施策に協力する責務も有することとされています。

他方、消費者は「責務」という規定ではなく、食品の安全性の確保に関する施策について意見を表明するように努めることによって、積極的な「役割」を果たすものとされています。すなわち、食品の安全性確保施策に消費者の積極的な参画を位置づけていることが基本法の柱のひとつになっています。また、そのために消費者が食品の安全性の確保に関する知識と理解を深めることも規定されています。

二・三　食品健康影響評価の実施

基本法においては、健康への悪影響を防止・抑制する科学的手法（リスク分析）のうち、健康への悪影響についての科学的評価（リスク評価）を「食品健康影響評価」として位置付けています。すなわち「食品健康影響評価」は、最終的に飲食物として摂取しうる状態にある食品を摂取することによって健康への悪影響が発生する確率とその程度（リスク）について科学的に評価することであり、評価は、化学物質または微生物などの生物学的、化学的または物理的な「要因」や腐敗などの生物学的、化学的または物理的な「状態」ごとに行われます。

具体的には、以下のように農林水産物の生産から食品の販売に至る食品供給行程の各段階における施策の策定に当たって健康への影響評価が行われることになります。

（1）　農林水産物の生産段階

この段階で使用される農薬、飼料、動物用医薬品などの生産資材に含まれる可能性がある生物学的、化学的または物理的な要因が最終食品に残留し、その食品を摂取することによりその要因が及ぼす可能性がある健康への影響の評価

（2）　食品の製造・加工段階

ア　当該最終食品自体に含まれる可能性がある生物学的、化学的または物理的な要因がその食品を摂取することにより及ぼす可能性がある健康への影響の評価

イ　この段階で使用される添加物、器具、容器包装、洗浄剤に含まれる可能性がある生物学的、化学的または物理的な要因が最終食品に残留し、その食品を摂取することによりその要因が及ぼす可能性がある健康への影響の評価

ウ　当該最終食品が置かれる可能性がある生物学的、化学的または物理的な状態がその食品を摂取することにより及ぼす可能性がある健康への影響の評価

（3）　食品の流通・販売段階

ア　当該最終食品自体に含まれる可能性がある生物学的、化学的または物理的な要因がその食品を摂取することにより及ぼす可能性がある健康への影響の評価

イ　この段階で使用される器具、容器包装に含まれる可能性がある生物学的、化学的または物理的な要因が最終食品に残留し、その食品を摂取することによりその要因が及ぼす可能性がある健康への影響の評価

ウ　当該最終食品が置かれる可能性がある生物学的、化学的または物理的な状態がその食品を摂取することにより及ぼす可能性がある健康への影響の評価

また、これらの評価は農林水産物の生産から販売に至る食品供給行程の各段階における、規格・基準の設定、それを担保するための行政処分、罰則・取締りなど想定される各般の施策ごとになされることとなっています。

二・四　食品健康影響評価の結果に基づいた施策の策定

健康への悪影響を防止・抑制する科学的手法（リスク分析）の導入が図られた食品安全行政の一環として「リスク管理」が位置付けられています。

「リスク管理」は悪影響を未然に防止することだけではなく、悪影響があることを前提としてその抑制を図ることも目的となっています。

なおこの場合、国民の食生活の状況やその他の事情を考慮することとなっています。これは、例えば食品安全の観点から魚介類の生食を一般的に禁止することは、わが国の食文化の下では非現実的対応と考えられるといったような食品の摂取状況からみての現実可能性や、費用対効果などの社会的・経済的事情や国際貿易ルールとの整合性などについて考慮した上で、最も適切な行政対応を選択すべきことを意味するものです。

また、食品健康影響評価が行われた場合には、その結果に基づいて施策の策定が行われるべきであることは言うまでもありません。

二・五　リスク分析手法導入を前提とした安全性確保施策に係る基本的方針

食品健康影響評価の実施、評価に基づいた施策の策定ならびに情報や意見の交換といったいわゆるリスク分析手法の導入を前提として、食品の安全性確保施策の策定に関して以下の基本的な方針が定められています。

①　緊急の事態への対処・発生防止に関する体制の整備など

② 関係行政機関の相互の密接な連携
③ 試験研究機関の体制の整備、研究開発の推進、研究者の養成など
④ 内外の情報の収集、整理、活用など
⑤ 表示制度の適切な運用の確保など
⑥ 教育・学習の振興および広報活動の充実
⑦ 環境に与える影響に配慮した施策の策定

以上の措置については、政府がそれらの実施に関する基本的事項（基本的事項）を定めなければならないことになっています。この基本的事項は、内閣総理大臣が食品安全委員会の意見を聴いて作成することになっています。

三　食品安全委員会

平成十五年七月、食品の安全性確保に関する施策の策定に当たって行われる食品健康影響評価（リスク評価）などを実施する機関として食品安全委員会が設立されました。

食品健康影響評価の実施機関は、一貫性、独立性の観点から、リスク管理部門とは別個の組織として内閣府に置かれています。

主な業務としては、

① 平常時における食品健康影響評価の実施

② 食品事故など緊急時の対応

③ これらを通じてのリスクコミュニケーションの実施

があります。

平常時における食品健康影響評価については、規制等を行う関係行政機関、消費者、事業者等からの意見・提案や内外の情報を基にした年間計画の策定を行うとともに、年間計画に基づき、関係大臣の諮問に応じ、または自ら食品健康影響評価を実施したり、評価結果に基づく関係大臣への勧告を行うほか、評価結果に基づく措置の実施状況の監視と必要に応じた関係大臣への勧告といった業務を行うことになっています。

「BSE問題に関する調査検討委員会報告」において、食品健康影響評価（リスク評価）は、緊急性の高いものから計画的に実施し、その優先順位については、関係各大臣および消費者の意見を反映するものとするべきであるとされています。また評価の対象には、消費者の健康や安全性の視点から、家畜飼料や動物用医薬品も含められ、加えて、水、土壌、ダイオキシン、内分泌かく乱物質、家畜伝染病などもその対象とするべきとされ、同委員会もこれらを踏まえた対応になっています。

一方、緊急時の対応については、政府全体としての危害の拡大・再発防止のための取り組みの中で、その要としての役割を担うこととなっています。

また、いずれの場合でも、リスクコミュニケーションを重視し、関係行政機関、消費者、生産者等の関係者の間で幅広い意見や情報の相互交換を行うこととなっています。

なおコーデックス委員会の定義では、リスク評価（食品健康影響評価）は、危害（ハザード）確認、危害特性付け、暴露評価およびリスク特性付けという段階において行われることになっています。特に、このうち「リスクの特性付け」においては、特定の人口集団（乳児・高齢者・障害を持つ人など抵抗力の弱い集団）に対するリスクの配慮が重視されなければならないとされています。

評価を行うのは、客観的な科学的評価を行い得る独立した専門家・科学者とされていることから、食品安全委員会は、食品の安全性の確保に関して優れた識見を有する者のうちから、衆参両議院の同意を得て内閣総理大臣が任命する七人の委員をもって組織されています。具体的には、毒性学、微生物学、有機化学、公衆衛生学といった各部門の専門家および食品の生産・流通システム、消費者意識・消費行動、さらには情報交流といった分野に係る専門家によって構成されています。また、具体的な評価に当たっては分野ごとに専門委員（延べ二〇〇名程度）を置き、科学的な検討を行うことになっています（図1・2）。

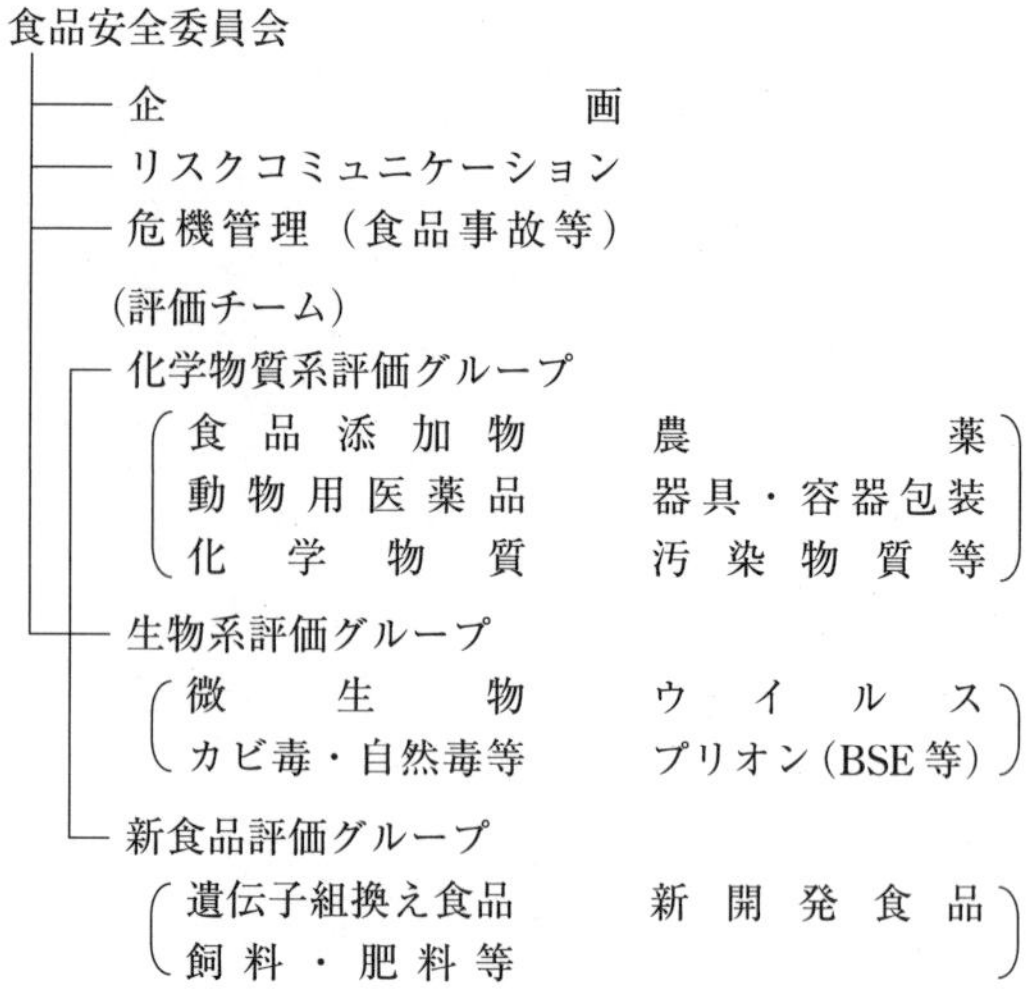

図1·2　食品安全委員会専門調査会の構成

これら評価の結果は、原則として公開されるとともに、一般の人にも容易に理解でき、利用されるようにするため、事務局には消費者・国民へのリスクコミュニケーションを行う「リスクコミュニケーション官」を設置しています。

また、日常の現場レベルでのリスクに関した情報をより広範に把握するため、一般公募で「食品安全モニター」制度も導入しています。

四　食品安全関連法案の制定・改正

平成十五年五月に基本法が公布されたのに続き、同年六月に食品安全関連の法案が国会で成立しました。これらは、農林水産物の生産から食品の販売に至る一連の食品供給行程における安全確保対策に関連したものであり、以下にその概要を記します（図1・3）。

四・一　農林水産省関連の法律

（一）　農林水産省設置法の一部改正

食品の安全性に対する国民の関心の高まり、米をめぐる事情の変化その他の農林水産行政の情勢変化に対応するため、食糧庁の廃止、地方農政事務所の配置等の措置が講じられました。

これに伴う具体的組織としては、農林水産省本省において、それまで「産業振興」と「リスク管理」とを同じ部局で実施してきましたが、産業振興と切り離して、新しく消費者行政とリスク管理業務を担う「消費・安全局」が設けられました。

また、全国七か所の地方農政局に「消費・安全部」を、さらに都道府県段階に「地方農政事務所」を設け、生産

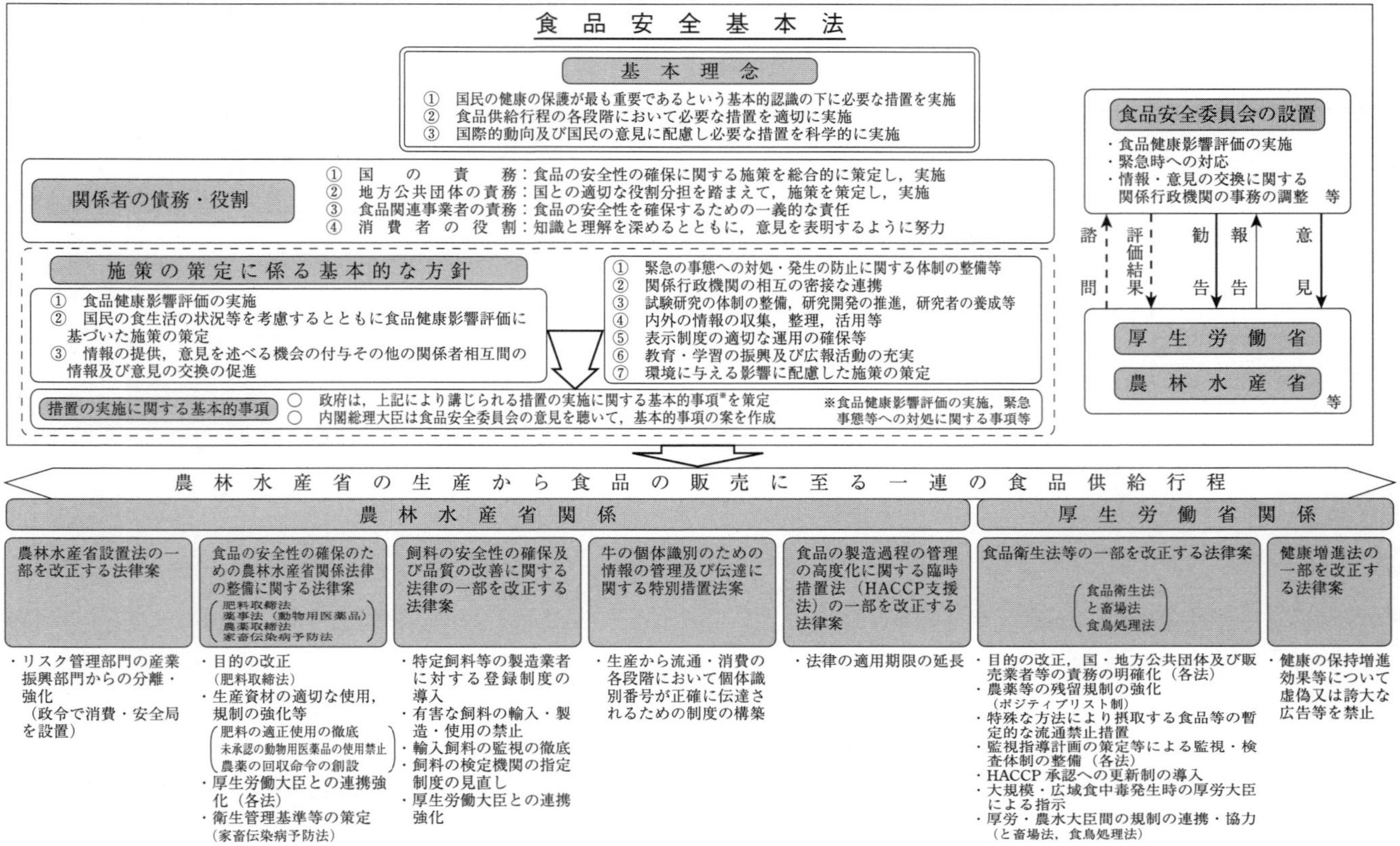
食品安全基本法
基本理念
① 国民の健康の保護が最も重要であるという基本的認識の下に必要な措置を実施
② 食品供給行程の各段階において必要な措置を適切に実施
③ 国際的動向及び国民の意見に配慮し必要な措置を科学的に実施
関係者の債務・役割
① 国の責務：食品の安全性の確保に関する施策を総合的に策定し，実施
② 地方公共団体の責務：国との適切な役割分担を踏まえて，施策を策定し，実施
③ 食品関連事業者の責務：食品の安全性を確保するための一義的な責任
④ 消費者の役割：知識と理解を深めるとともに，意見を表明するように努力
施策の策定に係る基本的な方針
① 食品健康影響評価の実施
② 国民の食生活の状況等を考慮するとともに食品健康影響評価に基づいた施策の策定
③ 情報の提供，意見を述べる機会の付与その他の関係者相互間の情報及び意見の交換の促進
① 緊急の事態への対処・発生の防止に関する体制の整備等
② 関係行政機関の相互の密接な連携
③ 試験研究の体制の整備，研究開発の推進，研究者の養成等
④ 内外の情報の収集，整理，活用等
⑤ 表示制度の適切な運用の確保等
⑥ 教育・学習の振興及び広報活動の充実
⑦ 環境に与える影響に配慮した施策の策定
措置の実施に関する基本的事項
○ 政府は，上記により講じられる措置の実施に関する基本的事項※を策定
○ 内閣総理大臣は食品安全委員会の意見を聴いて，基本的事項の案を作成
※食品健康影響評価の実施，緊急事態等への対処に関する事項等
食品安全委員会の設置
・食品健康影響評価の実施
・緊急時への対応
・情報・意見の交換に関する関係行政機関の事務の調整 等
諮問
評価結果
勧告
報告
意見
厚生労働省
農林水産省
等
農林水産省の生産から食品の販売に至る一連の食品供給行程
農林水産省関係
厚生労働省関係
農林水産省設置法の一部を改正する法律案
・リスク管理部門の産業振興部門からの分離・強化
（政令で消費・安全局を設置）
食品の安全性の確保のための農林水産省関係法律の整備に関する法律案
（肥料取締法 薬事法（動物用医薬品） 農薬取締法 家畜伝染病予防法）
・目的の改正
（肥料取締法）
・生産資材の適切な使用，規制の強化等
（肥料の適正使用の徹底 未承認の動物用医薬品の使用禁止 農薬の回収命令の創設）
・厚生労働大臣との連携強化（各法）
・衛生管理基準等の策定
（家畜伝染病予防法）
飼料の安全性の確保及び品質の改善に関する法律の一部を改正する法律案
・特定飼料等の製造業者に対する登録制度の導入
・有害な飼料の輸入・製造・使用の禁止
・輸入飼料の監視の徹底
・飼料の検定機関の指定制度の見直し
・厚生労働大臣との連携強化
牛の個体識別のための情報の管理及び伝達に関する特別措置法案
・生産から流通・消費の各段階において個体識別番号が正確に伝達されるための制度の構築
食品の製造過程の管理の高度化に関する臨時措置法（HACCP支援法）の一部を改正する法律案
・法律の適用期限の延長
食品衛生法等の一部を改正する法律案
（食品衛生法 と畜場法 食鳥処理法）
・目的の改正，国・地方公共団体及び販売業者等の責務の明確化（各法）
・農薬等の残留規制の強化
（ポジティブリスト制）
・特殊な方法により摂取する食品等の暫定的な流通禁止措置
・監視指導計画の策定等による監視・検査体制の整備（各法）
・HACCP承認への更新制の導入
・大規模・広域食中毒発生時の厚労大臣による指示
・厚労・農水大臣間の規制の連携・協力
（と畜場法，食鳥処理法）
健康増進法の一部を改正する法律案
・健康の保持増進効果等について虚偽又は誇大な広告等を禁止

図1·3　食品安全関連法の概要

者・事業者の取り組み、農薬などの使用、食品表示などについて、指導・監視する体制が強化されました。

（二）食品の製造過程の管理の高度化に関する臨時措置法（HACCP支援法）の延長

食品の製造や加工をめぐる諸情勢の変化に対応して、食品製造業者における製造過程でのHACCP手法（危害分析重要管理点方式）の導入をさらに促進するため、適用期限を五年間延長するなどの措置が講じられました。

（三）牛の個体識別のための情報の管理及び伝達に関する特別措置法の制定

BSEの発生等を踏まえ、BSEのまん延防止措置の的確な実施の基礎とするとともに、牛肉の安全に対する信頼を確保するため、牛の個体識別番号により一元管理するとともに、生産から流通・消費の各段階において当該個体識別番号が正確に伝達されるための制度が構築されました。

（四）食品の安全性の確保のための農林水産省関係法律の一部改正

基本法の趣旨に即して以下の法律が改正されました。

①　肥料取締法

目的に国民の健康の保護に資することが盛り込まれるとともに、肥料の適正使用の徹底を図るために人畜に害が生ずるおそれのある特定の肥料につき、登録の際の施用方法の審査、施用者に対する施用方法などに関する基準の遵守を義務づけるなどの措置が講じられました。また、事故発生など緊急時の対応措置として、人畜に被害が生ずると認められる肥料の販売、施用などを禁止するとともに、これらに違反して販売した場合の回収命令などの措置が講じられました。

② 農薬取締法

無登録農薬や販売禁止農薬を販売した場合、販売者に対し回収などを命ずることができることとするとともに、農薬の登録保留基準の設定・改廃などに際しては食品衛生法との整合性を確保する措置が講じられました。

③ 薬事法（動物用医薬品関係）

未承認の動物用医薬品の家畜などへの使用を禁止するとともに、無許可の個人輸入などを禁止する措置が講じられました。また、医薬品についても、家畜に使用されるすべてのものにつき、使用者が遵守すべき基準を定めることができることとしました。さらに、動物用医薬品の承認や使用基準の策定・改廃に当たっては食品衛生法の残留基準との整合がとられる措置が講じられました。

④ 家畜伝染病予防法

重大な家畜伝染病につき、その発生やまん延の防止のために講ずべき措置に関する指針を作成し、公表することとするとともに、特定の家畜について、飼養に係る衛生管理の適正化のための基準を策定し、家畜所有者に遵守を義務づける措置が講じられました。

（五） 飼料の安全性の確保及び品質の改善に関する法律の一部改正

飼料をめぐる情勢の変化に対応して、特定飼料等（有害畜産物が生産され、または家畜等に被害が生ずることによって畜産物の生産が阻害されるおそれが特に多いと認められる飼料や飼料添加物）の製造業者の品質管理の方法等に係る登録制度を導入するとともに、有害な物質を含む飼料等の製造、輸入および使用の禁止措置を追加するほか、特定飼料等の検定機関の指定制度を見直すなどの措置が講じられました。

四・二　厚生労働省関連の法律

(一)　食品衛生法などの一部改正

食品衛生法、と畜場法および食鳥処理法について、目的を改正して国・地方公共団体および販売業者などの責務を明確化するとともに、監視指導計画の策定などによる監視・検査体制の整備が図られました。また、食品衛生法に関しては、農薬などの残留規制の強化（ポジティブリスト制の導入）、特殊な方法により摂取する食品などの暫定的な流通禁止措置、ＨＡＣＣＰ承認への更新制の導入、大規模・広域食中毒発生時の厚生労働大臣による指示などの措置が講じられる一方で、と畜場法および食鳥処理法に関して、厚生労働・農林水産大臣間の規制の連携・協力などの措置が講じられました。

(二)　健康増進法の一部改正

国民の健康増進に影響を与える食品等の広告等の表示の適正化を図ることを目的として、健康の保持増進の効果などについて虚偽または誇大な表示を禁止するなどの措置が講じられました。

五　ＪＡＳ法改正などによる食品表示対策

最近の食品の偽装表示の多発を踏まえ、消費者への情報提供や実効性確保の観点から、平成十四年に農林物資の規格化及び品質表示の適正化に関する法律（ＪＡＳ法）が改正されました。改正の概要は次のとおりです（図１・４）。

①　公表の迅速化

これまでは、品質表示基準違反があった場合、農林水産大臣の指示（原因の徹底究明や分析、責任所在の明確化、表示が適正であることの確認のうえ流通させることなど）以前の時点では、相手方の同意がない限り公表できませんでしたが、消費者への迅速な情報提供を図る観点から、原則として指示をした場合には公表することとなりました。

②　罰則の強化

指示を遵守すべき旨の命令に違反した場合の罰則が次のとおり大幅に強化されました。

・懲役　　なし→一年
・罰金　個人　五〇万円→一〇〇万円
　　　　法人　五〇万円→一億円

一方、食品の表示に関する基準について、ＪＡＳ法に関する調査会と食品衛生法に関する審議会で別個に決定していたのを改め、これらの調査会・審議会を共同で開催し、ＪＡＳ法および食品衛生法に共通する表示項目の整合性の確保などを中心に、食品の表示に関する基準全般について調査審議を行うことになりました。その結果、具体的には、

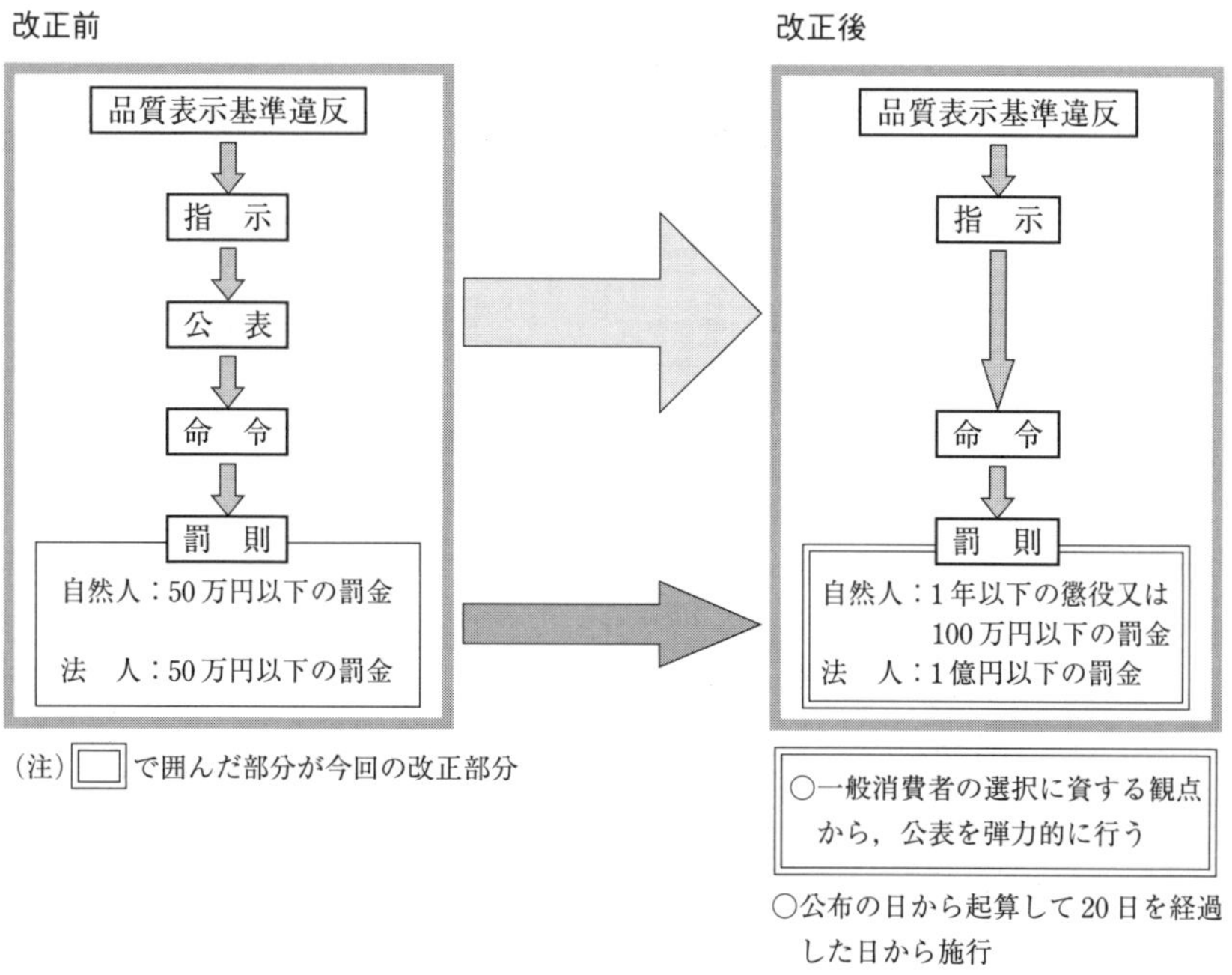

図 1･4　JAS 法改正の概要
―品質表示基準に違反した場合のスキーム―

品質保持期限および賞味期限の用語の統一や消費期限の定義の統一などがなされました。

また、JAS法および食品衛生法で規定された表示に関する消費者、事業者などからの相談、問い合わせを一元的に受け付ける相談窓口を平成十四年十二月から（独）農林水産消費技術センターと（社）日本食品衛生協会に設置しました。

食品表示の監視体制としては、全国八か所の（独）農林水産消費技術センターによる主として複数県にまたがる広域業者を対象とした品質表示のモニタリングや、主に事務所などの所在がその都道府県内に限られる販売業者を対象とした都道府県によるモニタリングがなされています。その他、平成十四年二月から農林水産省本省、地方農政局および（独）農林水産消費技術センターに食品表示一一〇番を設置し、広く消費者から食品表示に関する情報を受け付けています。また、全四七都道府県においても表示一一〇番を開設したり既存の相談窓口での対応がなされています。

一方、平成十四年度から、消費者を食品表示ウォッチャーとして委嘱し、日常の買い物の中で食品の表示状況を確認する制度がスタートしています。当該ウォッチャー制度は、当初約一六〇〇人でしたが、平成十五年度には約二五〇〇人体制に拡充されました。

六　食品安全基本法を踏まえた食品企業における食品安全性確保対策

六・一　HACCPとトレーサビリティ

基本法の「基本理念」において、食品の安全性の確保は、このために必要な措置が食品供給行程の各段階において適切に講じられることにより、行わなければならない旨規定されており、また「食品関連事業者の責務」として、その事業活動に係る食品等に関する正確かつ適切な情報の提供に努めなければならないとされるとともに、「食品健康影響評価の結果に基づいた施策の策定」に当たっても、食品に関する情報を正確に伝達するために必要な措置を講じなければならない旨が規定されています。

特に、フードチェーンの中でも食品の製造加工や流通に係わる企業については、その川上から提供される各種の食材を利用するとともに、製造、販売などで取り扱う製品も多数に及び、またそれらを提供する先も多岐にわたります。したがって、日常的な品質・衛生管理と情報管理を的確に行うことにより安全性を確保することが必要であるととももに、関係者に対しての適切な情報提供を行うことにより安心を届けることも大切です。

そのためには、HACCP手法やトレーサビリティ制度の導入が有効となってきます。

このうち、わが国のHACCPについては、平成七年に食品衛生法が改正され、同方式を導入した「総合衛生管理製造過程」承認制度が取り入れられました。翌平成八年から施行されたこの制度は、同過程の承認を得ることにより、従来の食品衛生法に基づくいわゆる一律的な製造・加工方法の基準によらない衛生管理の方法をとることができるものであり、あくまでも任意の制度となっています。品目も、全ての食品ではなく必要かつ可能なものを対象としており、平成八年の乳・乳製品および食肉製品をはじめ順次食品衛生法施行令で品目が定められてきています。

一方、平成八年のO157による食中毒事故の発生を契機として、食品の安全性の向上や品質管理の徹底を図るため平成十年に「食品の製造過程の管理の高度化に関する臨時措置法（HACCP支援法）」が制定され、食品の製造過程においてHACCP方式を導入するための施設整備等に金融・税制上の支援措置が講じられてきました。同法は五年間の時限立法でしたが、わが国の食品製造業へのHACCP導入を一層促進させるために、平成十五年にさらに五年間適用を延長する措置が講じられました。

現在わが国において法制度上HACCPの対象となっているのは食品の製造過程のみであり、かつ特定の品目に限られた任意の制度となっています。

他方EUにおいては、一九九三年指令により全品目が対象になっており、かつ原則義務化となっています。ただし、EUの基準では記録など事業者にとって負担の多い内容が含まれていない五原則となっているのに対して、わが国の場合、コーデックスのガイドラインに準拠した七原則の基準を採用しています。

食品衛生法の改正により一部の業種に限定されているとはいえ、食品製造業にHACCPが導入されたことから、それ以降のわが国内において、法制度上対象になっていない食品製造業や食品製造業の川下にあたる流通分野などにも同手法の導入が進められる動きが見られます。また民間レベルの業界団体や協議会などにおいて、その導入の参考となる業種ごとのマニュアルやガイドラインを作成するとともに、自主的な認定制度の導入の動きも見られます。

いずれにしても、中小企業のウエートの大きいわが国食品産業界の実態を踏まえた場合、ＨＡＣＣＰの導入促進のためにはＨＡＣＣＰ支援法による施設整備の措置いわゆるハード対策に加え、人材育成などのソフト対策も必要なことから、国としても平成十五年度から食品企業の品質管理担当者などを対象とした研修会の開催や、ＨＡＣＣＰ導入の際に参考となる技術情報に係るデータ整備の取り組みに着手しました。

一方トレーサビリティは、食品の生産、処理・加工、流通、販売といったフードチェーンの各段階において、原材料、製品等の仕入れ元等に係る記録の保管等が適切に行われることにより、食品とその情報を追跡（川下方向へ追いかけるとき、トラッキングまたはトレースフォワード）または遡及（川上方向にさかのぼるとき、トレーシングまたはトレースバック）できることで、事故の迅速な原因究明や回収が容易になることにより被害の拡大防止に利用されうること、消費者と生産者・事業者の顔の見える関係づくりにつながること、消費者の信頼や安心の確保につながることなどから、食品関連事業者が積極的に対応することが期待されています。

トレーサビリティの具体的な機能としては、情報の信頼性、食品の安全性、業務の効率性などの向上が期待されますが、導入に当たっては、リスク対策の迅速化、消費者への情報公開などといったコンセプトを明確にすることや、ネットワーク方式をセンター集中型にするか分散型が良いか、情報メディアも帳簿などの書類、バーコード、二次元コード、マイクロチップなどの中からどれが適当か、さらには入力情報内容の標準化などといったことを検討する必要があります。

ＨＡＣＣＰは食品企業単独でも導入が可能であるのに対し、トレーサビリティは生産段階から流通段階に至る関係者の理解と連携が不可欠であり、またＨＡＣＣＰ手法の原則のうち負担の大きい記録行為が基本となります。

したがって、トレーサビリティの導入にあたっては、関係者間のコミュニケーションを十分に行い、実証試験などを通して当該機能を最も発揮する適切なシステムを構築することが必要です。特に、当該システムは、食品の安全性や情報の信頼性の観点から、最終的には消費者のためという視点に立つことが重要であり、検討の当初から消費者を取り込むことが大切です。

なお、トレーサビリティの任意の認定制度として、農畜水産物の生産方法など食品の生産過程に関する情報を正確に伝えていることを第三者に認証してもらうＪＡＳ規格制度を創設することになりました。

一方、牛肉については、国内におけるＢＳＥのまん延防止と消費者の信頼確保を目的として制定された「牛の個体識別のための情報の管理及び伝達に関する特別措置法（牛トレーサビリティ法）」により、国内牛肉について、国が牛一頭ごとに定める個体識別番号の表示などが義務づけられ、この番号を通じて、牛の飼養履歴などの個体識別情報が確認できるようになりました。輸入牛肉については、この法律の規制対象ではありませんが、諸外国におけるＢＳＥの発生などにより、その安全・安心の確保に対する消費者の要請が高まっています。そのため、牛肉の生産情報の公表などを要件とするＪＡＳ規格制度の活用などにより、輸入業者や販売業者が輸入牛肉の生産履歴情報を消費者に提供する取り組みを推進することになっています。また、牛トレーサビリティ法では牛の飼養時における飼料や薬剤の投与履歴などは対象になっていないため、この関係についてもＪＡＳ規格制度に基づく対応になります。

六・二　食品企業における食育の推進

食品安全行政の新たな展開において、消費者の積極的な参画が重要な位置付けとなっています。すなわち、基本法では、「消費者の役割」として、消費者が「食品の安全性の確保に関する施策について意見を表明するように努める」という役割を果たすことが重要であり、それために「基本方針」において、「食品の安全性の確保に関する施策に当たっては、食品の安全性の確保に関する教育及び学習の振興ならびに食品の安全性の確保に関する広報活動の充実により国民が食品の安全性の確保に関する知識と理解を深めるために必要な措置が講じられなければならない」と規定しています。いわゆる「食育」の推進を、食品の安全性の確保の観点から重要な項目として位置付けています。

一般的に「食育」と言われているものは、食に関する知識、理解の推進、そのための幅広い意味での教育であり、食品の安全性の確保に関するものだけでなく、栄養や健康に関する教育、食品への愛着などについての教育を含めた広い範囲のものが含まれるものです。

わが国における食生活の実態は、健康・栄養についての適正な情報の不足、食習慣の乱れ、食料の海外依存、食べ残しや食品の廃棄などにより、栄養バランスの偏り、生活習慣病の増加、食料自給率の低下、食料資源の浪費などの問題が生じています。

このような事態に対処して、国民の健康の増進、生活の質の向上および食料の安定供給の確保を図るため、平成十二年三月に文部科学省（当時の文部省）、厚生労働省（当時の厚生省）および農林水産省が連携して「食生活指針」を策定し、その推進について国民各層の理解と実践を促進するため閣議決定がなされました（図１・５）。

食育は、それまでの食生活指針を中心とした取り組みに、食の安全・安心に関する普及・啓発という観点を加えた

食生活指針の推進について

（平成12年3月24日 閣　議　決　定）

最近の我が国における食生活は，健康・栄養についての適正な情報の不足，食習慣の乱れ，食料の海外依存，食べ残しや食品の廃棄の増加等により，栄養バランスの偏り，生活習慣病の増加，食料自給率の低下，食料資源の浪費等の問題が生じている。

このような事態に対処して，国民の健康の増進，生活の質の向上及び食料の安定供給の確保を図るため，別添の食生活指針について，国民各層の理解と実践を促進することとし，政府としては，特に，下記の事項について重点的な推進を図るものとする。

記

1　食生活指針等の普及・定着に向けた各分野における取組の推進

(1)　食生活改善分野における推進

生活習慣病の増加や食生活の多様化が進む現状を踏まえ，健康づくりや生活の質の向上のために，国民一人一人が食生活の改善に取り組めるよう，栄養士その他の食生活改善関係者を中心とする次の取組を総合的に推進する。

ア　適正な栄養・食生活に関する知識の普及
イ　健康で主体的な食習慣の形成を目指した働きかけ
ウ　地域や，各ライフステージの特徴に応じた栄養教育の展開
エ　栄養成分表示の普及をはじめとした食環境の整備

(2)　教育分野における推進

国民一人一人とりわけ成長過程にある子どもたちが食生活の正しい理解と望ましい習慣を身につけられるよう，教員，学校栄養職員等を中心に家庭とも連携し，学校の教育活動を通じて発達段階に応じた食生活に関する指導を推進する。

(3)　食品産業分野における推進

国民生活の変化等を背景とした食の外部化が進展しており，食品産業が国民の食生活に果たす役割が増大していることから，消費者の適切な選択に資するため，食品産業関係者を中心とする次の取組を総合的に推進する。

ア　地域の産物，旬の素材を利用した料理や食品の提供
イ　減塩，低脂肪の料理や食品の提供
ウ　容器等を工夫して量の選択ができるような料理や食品の提供
エ　エネルギー，栄養素等の情報の提供
オ　様々な人達が楽しく安心して交流できる場づくりや体験・見学等の機会の提供の推進

(4)　農林漁業分野における推進

消費者や需要者のニーズに即した食料供給を一層推進するとともに，消費者の食及び農林漁業に対する理解を深めるため，農林漁業の体験や見学等の場の提供に関して農林漁業関係者を中心とする取組を総合的に推進する。

2　食生活指針等の普及・定着に向けての国民的運動の展開

食生活指針等の普及・定着及び消費者の食生活改善への取組を促すため，民間団体等の自主的な活動とも連携して，国民的な運動を展開する。

図1･5　食生活指針の推進について

図 1･5（別添）

食 生 活 指 針	食生活指針の実践
食事を楽しみましょう。	・心とからだにおいしい食事を，味わって食べましょう。 ・毎日の食事で，健康寿命をのばしましょう。 ・家族の団らんや人との交流を大切に，また，食事づくりに参加しましょう。
1日の食事のリズムから，健やかな生活リズムを。	・朝食で，いきいきとした1日を始めましょう。 ・夜食や間食はとりすぎないようにしましょう。 ・飲酒はほどほどにしましょう。
主食，主菜，副菜を基本に，食事のバランスを。	・多様な食品を組み合わせましょう。 ・調理方法が偏らないようにしましょう。 ・手作りと外食や加工食品・調理食品を上手に組み合わせましょう。
ごはんなどの穀類をしっかりと。	・穀類を毎食とって，糖質からのエネルギー摂取を適正に保ちましょう。 ・日本の気候・風土に適している米などの穀類を利用しましょう。
野菜・果物，牛乳・乳製品，豆腐，魚なども組み合わせて。	・たっぷり野菜と毎日の果物で，ビタミン，ミネラル，食物繊維をとりましょう。 ・牛乳・乳製品，緑黄色野菜，豆類，小魚などで，カルシウムをとりましょう。
食塩や脂肪は控えめに。	・塩辛い食品を控えめに，食塩は1日10g未満にしましょう。 ・脂肪のとりすぎをやめ，動物，植物，魚由来の脂肪をバランスよくとりましょう。 ・栄養成分表示を見て，食品や外食を選ぶ習慣を身につけましょう。
適正体重を知り，日々の活動に見合った食事量を。	・太ってきたかなと感じたら，体重を量りましょう。 ・普段から意識して身体を動かすようにしましょう。 ・美しさは健康から，無理な減量はやめましょう。 ・しっかりかんで，ゆっくり食べましょう。

図1·5（別添）つづき

食生活指針	食生活指針の実践
食文化や地域の産物を活かし，ときには新しい料理も。	・地域の産物や旬の素材を使うとともに，行事食を取り入れながら，自然の恵みや四季の変化を楽しみましょう。 ・食文化を大切にして，日々の食生活に活かしましょう。 ・食材に関する知識や料理技術を身につけましょう。 ・ときには，新しい料理を作ってみましょう。
調理や保存を上手にして無駄や廃棄を少なく。	・買いすぎ，作りすぎに注意して，食べ残しのない適量を心がけましょう。 ・賞味期限や消費期限を考えて利用しましょう。 ・定期的に冷蔵庫の中身や家庭内の食材を点検し，献立を工夫して食べましょう。
自分の食生活を見直してみましょう。	・自分の健康目標をつくり，食生活を点検する習慣を持ちましょう。 ・家族や仲間と，食生活を考えたり，話し合ったりしてみましょう。 ・学校や家庭で食生活の正しい理解や望ましい習慣を身につけましょう。 ・子どものころから，食生活を大切にしましょう。

文部省決定，厚生省決定，農林水産省決定

活動を展開するものであり、具体的には、食を考える月間を通じた全国食育運動の展開、マスメディアなどを活用した啓発活動の展開、食育推進ボランティアによる地域啓発活動の推進などがなされています。

また食育は、単に国や地方公共団体が取り組むだけのものではなく、食の外部化が進んでいる実態などを踏まえ、食品産業界に対しても積極的な協力が期待されています。

アンケート調査の結果によれば、食品が家庭に届くまでのフードチェーンのすべての段階に対し、ほぼ過半の消費者が不安感を抱いています（図1・6）。特に、農畜水産物の生産過程や輸入原材料など、総じて消費する場所から遠いところほど不安度が高い傾向がみられます。こ

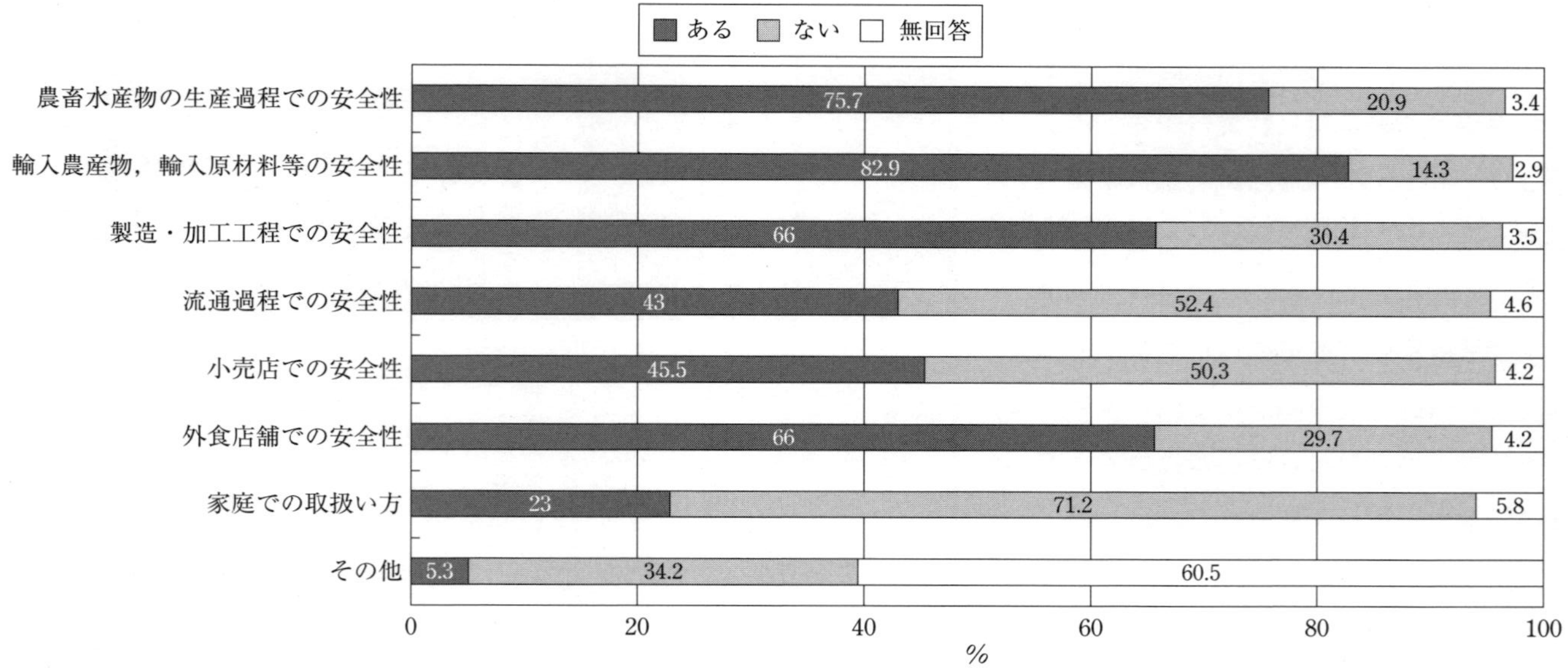

図 1·6　食品供給各段階に対しての消費者の不安

（農林水産省食料品消費モニター調査（平成 13 年 11 月実施）：回答者数 1,016 名）

のことは、消費者と農業などが地理的および社会的に乖離《かいり》している現代の世情が反映しているものと思われます。

また、食品の製造・加工工程や流通過程さらには小売店や外食店舗の安全性に対する不安も決して少なくない一方で、家庭での取扱いに不安を抱いている消費者は約二三％と少ないのが現状です。ただし、消費者からの苦情や相談などを通じて持ち込まれる案件を見てみますと、食品およびその利用に関する知識や理解が十分でないために不適切な取扱いをしてしまい、その結果として事故などにつながっているケースも少なからず見受けられます。

こうした実態を十分踏まえ、食品企業は、日頃から個々の消費者に合わせ根気よくかつ出来るだけ分かりやすい情報提供が必要と思われます。

この場合、食品企業としては自社製品に関してのみの情報提供になるのは致し方ないことですが、消費者の日常の食生活は特定の商品のみで成り立っているわけではなく、むしろ消費者にとっては健全な食生活のあり方全体に関心がある、あるいは関心を持ってもらいたいということを念頭に置くことが重要だと思われます。食の外部化が進展し、食品産業分野が家庭の母親役という重要な任務を担っているという観点に立ち、国、地方公共団体など公的機関と連携して、食生活全体に関する有効かつ適切な情報を発信するなどにより食育の一翼を担うことが大切です。

そのためには、事故などが発生した後に信頼を取り戻すことは極めて難しいという実態を踏まえ、何もない日頃からの活動を通じて、健全な食生活の実現に向けて消費者と親しく交流し情報提供していくこと重要です。このことが、企業に対する真の消費者ニーズの把握ひいては商品開発などにも役立つとともに、自社製品に対する正しい理解につながりクレームの減少にもつながるものと思われます。

家族は母親が作った料理は疑わず安心して食べます。それは、母親が常に家族のことを親身になって思いやっており、それが伝わっているからです。食品企業としても、大切な食品の提供を通じて社会貢献しているという自負のもとに、健全な食生活に向けての消費者に対する食育の重要な役割を担うことで「売らんかな」というイメージを払拭し、安心で思いやりのある企業としての評価を受けることができるように努めることが期待されています。

このように食育は、食品の安全性確保に関する全ての施策の基盤となるものであり、政府、地方公共団体のみならず、食品関連産業を含め関係者が連携してはじめて効果が得られるものです。

また、日頃の食育活動を通じて得られる消費者からの情報を、企業における食品の安全性確保に関する取り組みに反映させることができることも重要な点です。

例えば、的確な情報管理の下、消費者への的確な情報提供にも資するトレーサビリティシステムを、より実効あるものにするためには、システム構築の段階で消費者の視点を入れ込むことが必要であり、何らかの形で消費者を取り込んだ検討が重要です。

このように、日常の企業活動においては、常に、消費者に対し必要な情報を提供し、消費者から必要な情報を収集し、そして消費者とともに考えることができる体制作りが大切であり、その結果として、企業としても食育という重要な施策に貢献していることになると思われます。

（池戸重信）

第二章　「農場から食卓まで」の安全管理と求められる責任

一　食品の安全管理の留意点

一・一　食品関連事業者の責務

食品の安全性の確保を図り、消費者に安全な食品を供給するためには食品の生産、加工、流通、保存、調理などの各段階で食品の品質を損なうことのない適切な取扱いが行われる必要があります。

食品安全基本法の制定(注1)、食品衛生法の改正を中心とする平成十五年の一連の食の安全・安心に係る法律の制定・改正については、リスク分析手法の導入や農薬等の残留規制の強化、監視・検査体制の強化など、加工食品や食品の消費段階に重点を置いた制度改正との印象があります。しかし、牛の個体識別のための情報の管理及び伝達に関する特別措置法（牛トレーサビリティ法）の制定、農薬取締法、肥料取締法、家畜伝染病予防法の改正などの内容を見ると、農産物や家畜の生産現場に対してもHACCPの考え方が導入されるなど本格的な衛生管理が求められるようになっており、従来、加工、流通業者を中心に取り組みが進められていた食品の衛生管理が、農業生産の現場にも求められるようになっています。

農場から食卓までの安全管理は、食品の生産、加工、流通の各段階に関わる関係者に共通して課せられた重要な責務と言えるでしょう。

（注1）　食品安全基本法第四条の「国の内外における」との文言は、外国での食品の生産活動をわが国が規制することはできない

ことから政府原案には盛り込まれていませんでした。しかしながら、衆議院において、必要に応じ輸入食品の生産までさかのぼった安全性の確認が必要との観点から、与野党の合意により修正が行われました。この修正により「生産資材などの監視範囲が全世界に広がる結果になった」と言われています。国内法で外国の食品供給行程を規制することはできないため、水際措置だけで対応できない場合には、外国の衛生当局に証明を求める、食品加工施設の衛生管理について一定水準の維持を求め、検査を行う、といった対応が想定されています。

一・二　食品関連事業者による安全管理の範囲

飲食物を摂取することにより発生する健康危害を考える場合、原因となる物質別に大きく分けて、細菌やウイルスにより発生するもの、化学物質などの混入が原因となって発生するもの（これには生物に由来する毒素などによって起こる危害も含まれます）、金属片やガラス片などの異物の混入が原因となって発生するものが考えられます。これらを整理すると次のようにまとめられます。

○生物学的危害：細菌、ウイルス、カビ、寄生虫、原虫
○化学的危害：食品添加物、農薬、カビ毒、魚介類、植物毒
○物理的危害：異物、放射性降下物

食品の安全管理を考える場合、こうした要因を避けることにより危害の発生を防ぐことが対策の要点となります。これらの危害の多くは食品衛生法によって使用基準や残留基準等が決められるなど、リスク管理の方法が法令などにより決められています。こうした危害要因については法令に基づく基準や規制を守るということが安全管理の第一歩となります。

しかし、危害の中には、発がん性などのように長期間経過しないと表面化せず、因果関係の究明が難しいためリスク評価が行われていないものが存在している可能性もあります。こうした危害の原因となりうる物質について食品製造者がリスク評価を行うことは困難と考えられます。

未知の危害要因についてのリスク評価は基本的に食品安全委員会など専門機関の役割と考えられます。本章では、食品の生産者、製造者の果たすべき役割として、既にリスク評価を終え、リスク管理の方法が明らかになったものについて、生産者、製造者などがどのように対応すべきか、という点を中心に記述を進めていきます。

一・三　安全確保の基本的考え方

食品衛生法では食中毒が発生した場合、届出が義務づけられています。厚生労働省では全国から届出のあった事例を食中毒統計として整理、公表しています。

食中毒の原因物質に関する統計（図2・1）を見ると、発生件数や患者数の面でもっとも問題となるのが細菌またはウイルスによる食中毒で、化学物質を原因とする事例は比較的少なくなっています。食品の安全管理を考える場合、まず念頭に置くべきは細菌やウイルスなどの制御であるといえるでしょう。事実、ＨＡＣＣＰに関する解説書などを見ても多くのページが微生物の制御などの衛生管理に費やされています。「農場から食卓まで」の安全確保を考えた場合、生物的、化学的、物理的な様々な危害の可能性が考えられます。それぞれ食品の安全性を確保する上で重要な要素ですが、食品関連事業者としてはまず微生物の制御について考えることが安全対策の基本であるといえるでしょう。

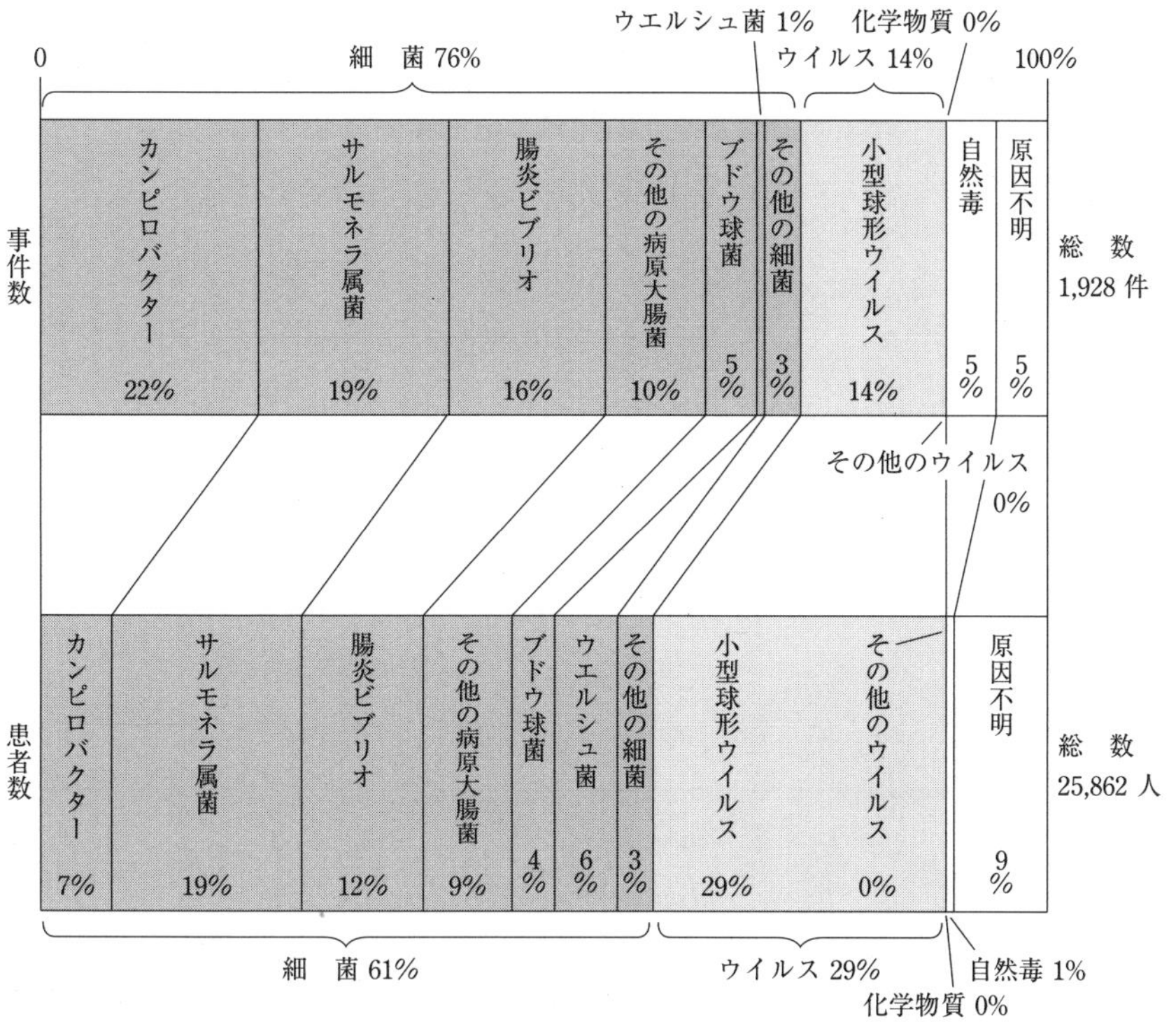

図 2・1　食中毒の原因物質別事件数および患者数
（食中毒の原因物質に関する統計（厚生労働省平成 13 年）より作成）

二　農産物などの生産者
―農場から―

農産物は、生鮮食品として消費者に提供され、直接または調理されて摂取されるほか、加工食品の原材料としても用いられます。農産物は畜産物や水産物と異なり、食中毒の原因となる細菌などで汚染されることが少なく、また、加熱調理されることが多いため、食中毒の主な原因となることは少なかったと考えられます。しかし、病原性大腸菌O157による集団食中毒において、かいわれ大根が原因食材として疑われたところから、農産物などについても安全性に配慮した生産方法が重要視されています。

二・一　農産物についての安全管理の考え方

果実や野菜などの農産物については残留農薬がしばしば話題となり、マスコミにも輸入野菜などの残留問題が登場します。しかし、果実・野菜の安全性に関してもっとも注意を要するのは、やはり微生物です。

次節（三　食品製造企業）で説明しますが、食品の安全対策を検討する場合、HACCPの考え方を取り入れることが多くなっています。農産物の生産でも同様で、生産者自身がHACCPの考え方に基づいた衛生管理を理解し、農産物生産の衛生管理に努める必要があります。HACCPの手順は、事前の情報の収集、衛生管理計画の作成（危害の分析（Hazard Analysis）：HA）、重要管理点（Critical Control Point：CCP）の決定、改善方法の設定など）からなっています。HACCPは食品の製造加工施設を対象に考えられたものであり、そのまま農産物の生産に適用するには難しい面もあります。生鮮野菜の生産について安全管理基準を示した「生鮮野菜衛生管理ガイド[1]」では、野菜生産には不確実な要素が多く、危害に対する確実なコントロール方法がないとして、栽培工程上特に重要な管理点である水、堆肥・有機質肥料を便宜上の重要管理点とし、対応を整理しています（表2・1）。

コーデックス（Codex）委員会では「生鮮果実・野菜衛生管理規範」を作成しています。この規範では、生鮮果実・野菜の衛生的生産に関する管理点として環境衛生（生産用地及び隣接地からの汚染物質の流入、水及び土壌の家畜糞尿汚染の可能性等）、農業投入材（水、肥料、農薬散布、家畜糞尿、堆肥等）、施設・設備、作業員の健康・衛生をあげ、それぞれについて管理の基準を示しています。なお、この衛生規範の適用については、生産が小規模で行われている地域や、伝統的な農業が実施されている地域ではいくつかの項目が実施困難な場合があり、農産物の種類に応じて異なる微生物学的コントロールおよび汚染防止システムの適用を認める弾力的な運用を認めています。

表 2·1　生鮮果実・野菜についての CCP 整理表

CCP No.	CCP 1	CCP 2
①危害が発生する原材料または工程	水（灌漑時，洗浄時）	堆肥，有機質肥料
②危害要因	病原微生物（病原大腸菌） 化学物質（重金属など）	病原微生物（病原大腸菌，サルモネラ属菌）
③危害発生要因	原水の汚染（井戸，貯水槽，配管設備の不良）	製造工程中の温度不足，ネズミ・鳥・昆虫による汚染
④危害防止措置	・水質検査 ・井戸，貯水槽，配管設備の保守点検	・適正な製造 ・購入時の確認 ・適正な保管
⑤管理基準	・水道法による水質検査	・病原微生物の有無
⑥モニタリング方法	・水質検査（○回／年）	・病害微生物検査
⑦改善措置	・井戸，貯水槽，配管設備の修理・改善 ・灌漑方法の改善	・製造工程の改善 ・保管方法の改善 ・購入先の変更
⑧検証方法	・水質検査および残留塩素記録簿の確認 ・設備管理記録の確認	・製造工程記録の確認 ・保管記録簿の確認 ・病害微生物検査記録の確認
⑨記録文書	・水質検査記録簿（日時，採水場所，検査成績，担当者氏名） ・設備記録管理簿（日時，措置内容，実施者氏名）	・製造工程記録簿 ・保管記録簿 ・病原微生物検査記録簿

以下、生鮮野菜衛生管理ガイド、生鮮果実・野菜衛生管理規範に沿い生鮮農産物の衛生管理の要点を見ていきます。

（一）生産環境

病原微生物や化学物質による汚染のおそれがある地域での栽培を避けること。家畜糞尿や有機廃棄物による潜在的な危険性を避けるため、農地および隣接地の現状だけでなく過去の用途についても把握する必要があります。悪臭、煙、塵埃《じんあい》の発生する不潔な環境地域、上流に家畜の飼育場などが立地し降雨時に容易に汚水が流入する地域などでは、汚染物質の検査を行い、必要に応じ殺菌または浄化装置を導入します。

施設栽培の場合には、収穫直前の野菜の汚染を防ぐため、外部からの汚染防止および施設内の清潔さ維持のため、清掃または洗浄しやすい施設構造の確保と汚染防止策を講じることが必要です。

(二) 投入材

① 種苗

種子に病害微生物が内在または付着している場合、土壌、培地または溶液を汚染するとともに最終生産物まで汚染される可能性があります。しかし、種子の病原微生物の有無について生産者が検査を行うことは事実上不可能と考えられます。生産者は、万一微生物危害が生じたときの原因究明のために、種子に関し会社名、採種年月、生産地（国）、ロット番号、消毒処理の方法について確認し、記録を保管する必要があります。なお、モヤシを生産する場合には、種子の洗浄、除菌を行う必要があります。苗については、一部に農薬の使用履歴を表示した苗が流通し始めています。農薬の使用基準を遵守するため、購入した種苗の農薬の使用履歴についても確認し、記録することが必要になりつつあります。

種子を保管する場合には、小動物・昆虫、浸水による汚染、保管場所の不衛生による堆肥、土などからの交差汚染を避けるため、清潔で、小動物・昆虫の侵入を防止した専用の保管庫（冷蔵庫など）に低温、低湿度で保管することが望ましいとされています。

② 水

使用する水については目的に応じ微生物的、化学的な評価を行うこと。河川や池などの地表水は微生物汚染の危険性が高いといえます。井戸水であっても水道水に適合する水質が確保されていない場合、葉面散布、野菜の洗浄および冷却、作業者の手洗いなど野菜の可食部や作業者に直接触れる場面での使用は控えるべきです。灌水方法についても野菜可食部に直接灌水する方法はリスクを大きくします。灌水方法はスプリンクラーなどの頭上灌水法より、点滴灌水法が作物体に水が直接かからないため望ましく、頭上灌水を行う場合でも灌漑《かんがい》水の水質は、収穫期近くになるほど微生物学的水質のよい水を使用する必要があります。

③　土　壌

病原微生物は土壌中では増殖しにくいことから、病原微生物を含まない堆肥、有機質肥料、客土用土壌の使用、病原微生物を含まない清浄な水の使用、清浄な運搬車両、耕耘機などの作業機、農具の使用などにより衛生管理を徹底し、圃場《ほじょう》に持ち込まないことが重要です。また、カドミウムなど重金属については食品衛生法により作物中の残留基準値が定められており（カドミウムの場合、玄米中で一・〇ppm以内など）、汚染のおそれがある場合には客土などの対策を講じる必要があります。

④　堆肥・肥料

堆肥は製造過程の発酵熱によって原料に含まれている可能性のある病原性大腸菌などは殺菌されますが、原料家畜糞《ふん》などの混入が堆肥化の途中で起これば、製品は病原微生物によって汚染される可能性が高まります。また、生鮮果実・野菜の安全性に影響を与えるおそれのある程度まで重金属その他の化学物質に汚染されている家畜糞尿や有機物、これらを原料として生産された堆肥は使用すべきではありません。

堆肥化における病原微生物対策の安全性確認の目安を表2・2に示します。

肥料取締法については平成十五年の改正により、その目的に「国民の健康の保護」が加えられました。この改正により、含有している成分である物質が植物に残留する性質からみて、施用方法によっては人畜に被害を生ずるおそれ

表2·2　堆肥化過程における病原微生物対策の要点

項目	対策	目的
施設・設備	原料と製品の厳密な物理的隔離 原料区画の下流・風下への設置 床からの強制通気設備の設置 断熱材の使用	製品への汚染防止 製品への汚染防止 発酵促進による高温の確保 発酵熱の散逸を防ぎ，品温を高める
温度管理	石灰窒素の添加 廃食用油の添加	中和・養分補給による微生物活性の増進 易分解性有機物による発酵熱の増加
発酵温度	60℃以上を2週間以上保持すること	熱による病原菌の殺菌
作業工程	ローダーなど作業機械の原料用と製品用の区別	製品への汚染防止
製品水分	30%以下とする	病原菌の再増殖の防止
製品完熟度	完熟させる （コマツナの発芽抑制がないこと，堆肥抽出液のBODが低いこと）	病原菌の再増殖の防止

がある農産物が生産される肥料（特定普通肥料）について、施用者に対する施用方法等に関する基準の遵守が義務づけられました。肥料の施用に際しては農業生産の観点からだけでなく、農産物の安全管理の観点からも肥料の成分に注意を払い、施用の基準などに留意する必要があります。

⑤　農　薬

農薬は、その安全性の確保を図るため、農薬取締法に基づき、製造、輸入から販売そして使用に至る全ての過程で厳しく規制されています。従来は販売規制が中心でしたが、平成十四年の法改正で製造・輸入・使用の規制が加わりました。農薬の使用については、そのラベルに書いてあることを守るのが基本ですが、特に食用農作物などに対して使用する場合は、農薬の残留が基準値以下となることを確実にするため、①その農薬に適用がない作物へは使用しないこと、②定められた使用量又は濃度を超えて使用しないこと、③定められた使用時期を守ること、④定められた総使用回数以内で使用することを遵守義務とし、違反した場合に罰則が設けられました。

安全性に問題のある農薬（ガンマBHC、DDT、パラチオン、水銀剤、ダイホルタンなど二一（平成十五年六月現在）の農薬）については、農薬取締法第九条第二項の農林水産省令によって販売が禁止（販売禁止農薬）されています。使用禁止農薬は、平成十四年十二月の農薬取締法の改正によって新たに設けられました。販売禁止農薬のほか、容器や包装に登録番号など決められた表示のない無登録農薬が対象になります。

無登録農薬としては、これまで輸入品や薬品から転用したものなど様々なものが出回っており、農薬使用の際には注意が必要です。

なお、厚生労働省は、平成十五年の食品衛生法改正に基づき、平成十八年五月までに原則として登録が行われた農薬すべてに残留基準などを設けることとしています。

（三）　作業者の健康・衛生管理

農産物、特に生鮮野菜の生産については作業員による汚染を防ぐため、健康管理および衛生管理を行う必要があります。生鮮果実・野菜を介して伝染する可能性のある病気、創傷（傷口では黄色ブドウ球菌などが繁殖しています）に罹患《りかん》している作業者については、罹患状況に応じ適切な対応（作業から外す、手袋などで傷口を防御するなど）が必要です。また、トイレ使用後に手を洗わない、放痰《ほうたん》や各施設内での喫煙・飲食、決められたトイレで用を足さない（野外で行う）などは、野菜に対して大きな脅威となります。作業者が守るべき衛生事項を明らかにし、必要に応じてそれらの事項を文書化し、周知徹底を図る必要があります。

(四) カビ毒の防止

カビ毒はカビ（真菌）が産生する毒素の総称で、ヒトをはじめ家畜や魚類などに種々の障害を引き起こします。カビ毒は多くの真菌によって産生され、主なものにペニシリウム属によるシトリニン、エリトロスキリン、アスペルギルス属によるアフラトキシン、ステリグマトシスチンなどがあります。一般に分子量は小さいが、構造的には複雑なものが多く、化学的性質も多様で、肝臓、腎臓、中枢神経などに対し、多様な作用を現します。また、アフラトキシンやステリグマトシスチンなどのように発がん性を有するものもあります。

昭和四十六年の通知によりカビ毒を含む食品は食衛法第六条二号(注2)に違反するものとして取り扱われ、無残留（分析技術的に検出可能な限度未満）が求められています。アフラトキシンのうち特に毒性の強いアフラトキシンB_1については、この通知の中で一〇ppbのアフラトキシンB_1が検出できるよう調整した薄層プレート試験で検出してはならないと定められており、これが暫定基準値とされています。

最近では、麦の病気の一種である赤カビ病の原因となるフザリウムが作る毒素でデオキシニバレノール（DON）が話題となりました。DONについては、二〇〇一年から国際的な専門家会議においてリスク管理の検討が開始され、わが国においても、平成十三年度に厚生労働省の研究費によって麦中の濃度の分析などを行い、現状のレベルでは「これが直ちにヒトの健康障害を招くことは考え難いが、小麦についてDON摂取による健康危害を未然に防止するための方策を検討する必要があるものと考えられた」との結論が出されました。平成十四年五月十四日に開催された薬事・食品衛生審議会の部会でDONに関する検討が行われ、小麦の一層の安全性を確保するため、都道府県などの行政上の指導指針として暫定的な基準値（一・一ppm）が設定されています。

カビ毒を避けるため、生産面ではカビ病の発生に注意し、適期の播種・収穫、適切な防除に努める必要があります。

（注2）　改正食品衛生法は、その主要な部分が公布（平成十五年五月三十日）三か月後（平成十五年八月二十九日）、九か月後に分けて施行され、九か月後の施行では条文の番号が大幅に整理されることとなっています。本節では整理後の条文番号で説明を行っています。

二・二　畜産物・水産物

（一）　家畜飼養の衛生管理

畜産物の安全性については、ＢＳＥの発生などを踏まえ、わが国で飼養される牛すべてを個体識別番号により情報管理し、牛の生産から牛肉の流通・消費の各段階で個体識別番号等により個体情報が記録・伝達される制度が平成十五年十二月から（一部については平成十六年十二月から）本格的に運営されます。

また、平成十五年には家畜伝染病予防法が改正され、農林水産大臣は、牛、豚及び鶏について、当該家畜の飼養に係る衛生管理の方法に関し家畜の所有者が遵守すべき基準（飼養衛生管理基準）を定めることとなりました。飼養衛生管理基準が定められた家畜の所有者には、当該飼養衛生管理基準に定めるところにより、当該家畜の飼養に係る衛生管理が義務づけられます。農林水産省は平成十五年度内を目標に管理基準を策定することとしています。

これに先立ち、平成十四年九月には、家畜の飼養段階にＨＡＣＣＰの考え方を取り入れた衛生管理手法（ＨＡＣＣＰ方式）の導入および普及を図るため「衛生管理ガイドライン(2)」が作成されました。このガイドラインは、日常的な飼養管理の中で、食中毒の原因となる病原体や抗菌性物質、注射針の残留という危害因子の侵入を効率的・効果的に防ぐため、重点的に実施するべき作業とその実施方法を定めるとともに、これらの飼養方法が適切に実施されていることを確認するため、検査の方法および記録の方法などを定めています。このガイドラインは内容が詳細にわたっており、そのまま飼養衛生管理基準となるわけではありませんが、考え方としては同様のものになると予想されます。

（二）　水産物の衛生管理

魚類を中心とした給餌養殖については、医薬品、飼料などの生産資材が使用されていることから、安全の確保のためにはこれら生産資材の安全性の確保とその適正な使用が確保されることが必要となります。

養殖業においては、魚類を養成する生《い》け簀《す》などの漁網に藻類やフジツボなどが着生することを防止する目的で漁網防汚剤が用いられており、有効成分として、有機窒素系、無機・有機銅系、有機窒素硫黄系、有機ホウ素系の一五成分が使用されています。漁網防汚剤に使用される化学物質については、化学物質審査規制法により、化学物質の特性に応じた規制が行われており、過去に使用されていたトリブチルスズオキシド（ＴＢＴＯ）は禁止、ＴＢＴＯ以外の有機スズ化合物は総量規制の対象となっています。水産庁ではＴＢＴＯ以外の有機スズ化合物についても通知により漁網防汚剤としての使用の自粛を求めています。

貝類養殖については、ホタテガイなど二枚貝が餌として毒化したプランクトンを摂取することによりその貝自体が有毒化する、貝毒による有害化が問題となります。食品衛生法では麻痺性貝毒、下痢性貝毒のそれぞれについて規制値が定められており、規制値を超える貝類の採取、流通・販売が禁止されています。

なお、漁獲生産については、海域・陸上由来（人為的なものと天然由来のものが存在）と考えられるダイオキシン類、水銀、ＰＣＢなどが問題となるおそれがあります。ダイオキシンについては、魚介類が食品からのダイオキシン摂取経路の四分の三を占めているという実態を踏まえ、調査研究やリスクコミュニケーション推進の検討が行われている段階です。水銀、ＰＣＢ、ドリン系農薬などについては厚生労働省において魚介類の暫定規制値が定められ、この規制値に基づき水産庁が自主的な漁獲・採捕規制を求めています。

漁獲の際の衛生管理については、全国漁業協同組合連合会、（社）大日本水産会が「小型漁船における漁獲物の品質管理の手引き」[3]を作成しています。これによると漁獲物の品質を落とす要因として、鮮度落ち、細菌（腸炎ビブリオなど）、有害な生成物質（ヒスタミンなど）をあげ、品質・衛生管理のポイントとして、漁獲した時のていねいな扱い、漁獲物の手早い取扱い、水揚げまでの低温管理の徹底の必要性が示されています。

（三）　動物用医薬品

畜水産動物を対象に用いられる動物用医薬品などは、動物用医薬品と飼料添加物に大別されます。薬事法では農林水産省令で定める対象動物以外に医薬品を使用してはならず、用法、用量、休薬期間も同省令により規定されています。

動物用医薬品の残留について、食品衛生法は、無残留と定めてきました。しかし、分析技術の進歩によりごく微量の濃度でも検出が可能となり、これらをすべて食品衛生法違反とすることは合理的ではないため、国際的に科学的根拠に基づく残留規制が行われるようになったことを受け、残留基準値が設定されるようになってきました。

水産用医薬品については、薬事法に基づき主要一一魚種に対する水産用医薬品の使用について、対象動物、用法・用量、使用禁止期間など使用者が遵守すべき基準が設定されています。しかしながら近年、養殖生産の多様化により使用基準未設定魚種が増加（カンパチ、トラフグなど。養殖生産量の一六％に相当）しています。未承認医薬品の使用規制が行われていない中で、フグ養殖におけるホルマリン使用については水産庁通知で禁止されていますが、その実効性の担保が問題となっています。

なお、動物用医薬品については平成十五年の薬事法改正により、未承認の動物用医薬品の使用の禁止、使用基準を定めることのできる医薬品の範囲の拡大などの措置が講じられました。これを受け、水産用医薬品についても、今後、全ての魚種・医薬品に使用基準が設定されることとなっています。

(四) 飼　料

従来から、「飼料の安全性及び品質の改善に関する法律」（以下「飼料安全法」という）に基づき、基準・規格に反する飼料などの輸入、製造、販売、使用の禁止とともに、有害畜産物（家畜等の肉、乳その他の食用に供される生産物で人の健康を損なうおそれがあるもの）の原因となる有害な物質を含む飼料等について販売禁止の措置を取ることができました。平成十五年の改正により、有害な物質を含む飼料等について、販売禁止に加え、製造、輸入、使用の禁止規定が新たに盛り込まれました。

養殖水産動物のうち主要七魚種に与えるものについては、飼料安全法により、配合飼料、飼料添加物について畜産用と同様の規制が行われています。なお、抗生物質については養殖用の飼料添加物として指定されていないことから、抗生物質を添加した養殖用飼料の製造、輸入、販売および使用は禁止されています。

三　食品製造企業

三・一　食品衛生法による衛生管理

食品衛生法に基づき、都道府県は、飲食店営業その他公衆衛生に与える影響が著しい営業であって、政令で定める施設について、条例で、業種別に公衆衛生の見地から必要な基準を定めなければならないとされています。該当する業種の営業を営もうとする者は都道府県知事の許可が必要です。

また、食品衛生法では食品営業者の食品の安全確保に対する責任を明確にするため、食品の自主衛生管理措置を法制化、義務づけています。具体的な管理運営基準については各知事、政令市長が定めることとされていますが、厚生労働省ではこの基準について、施設の管理、食品取扱設備の管理保全等、給水及び汚物処理、食品等の取扱い、従業者に係る衛生管理、衛生検査記録の保存、検食の保存、管理運営要領、食品衛生責任者従業者の衛生教育からなる管理運営基準準則を示しています。

さらに、厚生労働省では、弁当及びそうざい、漬物、洋生菓子、セントラルキッチン／カミサリー・システム、生めん類について営業者の指針として衛生規範を示しています。各自治体のホームページから見ると、これらの規範に示された細菌数などの基準は各自治体において指導の基準として取り扱われているようです。

営業施設の業種別基準は施設の基準、管理運営基準はこれら施設に関する運営の基準ですが、内容的にはいずれも項目を列挙した形であり、法的な規制、許認可のための基準という性格が強いと考えられます。これに対し、衛生規範は施設の整備水準、管理運営の基準などにつき具体的かつ詳細に記述されており、衛生管理の体制を構築するためのマニュアルと言える内容になっています。

三・二 HACCPと衛生管理

従来の品質管理の考え方は、食品の最終製品について細菌検査、化学検査および官能検査を行い、合格と判断されれば出荷するというものでした。しかし、この方法は製品の全てが合格品であることを保証するものではありません。また、不良品が発生した場合の原因究明が困難であるという問題があります。

HACCP方式は製品の最終検査のみに基づく品質管理に代わるもので、コーデックスではHACCP方式を「科学に基づいた系統的なシステムであり、食品の安全性を確保するために特定の危害及びそれらの管理のための方法を明らかにする。HACCPは最終製品の試験に依存するのではなく、防止に焦点をあてて危害を評価し、管理システムを構築するための手段である」と定義づけています。具体的には、食品の生産から製品の製造・加工、保存、流通を経て最終消費者の手に渡るまでの各段階で発生する恐れのある微生物危害（病原微生物および腐敗・変敗微生物）、化学的危害および物理的危害について調査・分析し、その評価を行い、危害を防止するための監視を行うことにより、食品の安全性、健全性および品質を確認するための計画的な監視方式です。

HACCP方式については、厚生労働省が、食品衛生法に基づき政令で定めた食品について総合衛生管理製造過程（製造又は加工の方法及びその衛生管理の方法につき食品衛生上の危害の発生を防止するための措置が総合的に講じられた製造又は加工の工程をいう。（食衛法第十三条第一項））の承認制度を設けています。

東京都では平成十五年度から、食品営業施設で行われている自主的な衛生管理の取り組みに対し、第三者が認証を与える東京都食品衛生自主管理認証制度を発足させました。平成十五年度は集団給食施設と豆腐製造業を対象とし、今後、対象業種を段階的に拡大していく予定です。

なお、国際標準化機構（ＩＳＯ）では、現在（二〇〇三年八月）、ＩＳＯ９０００シリーズによる品質管理の考え方とＨＡＣＣＰ方式の考え方を統合した国際規格「食品安全性マネジメント」を検討しており、国際規格として公表されれば、二〇〇一年に成立しているＩＳＯ１５１６１「ＩＳＯ９００１：２０００の食品・飲料産業への適用に関する指針」と合わせ、食品の安全性についてのＩＳＯ適合に関する民間認証が始まるものと予想されます。

ＨＡＣＣＰ手法を導入する際注意しなければならないのは、ＣＣＰさえ監視していれば衛生管理が実現するという誤解です。食品についてもっとも注意しなければならない腐敗や食中毒の予防は、食中毒防止三原則すなわち、①食品に微生物を付けない、②微生物を増やさない、③微生物を殺すことに尽きます。この原則を徹底し、ＨＡＣＣＰによる管理を十分に機能させるためには、一般的な衛生管理（施設・機械等の衛生管理、従業員の衛生管理、食品の衛生的取扱い、施設設備・機械器具類等の保守点検、そ族・昆虫類の侵入防止、使用水の衛生管理、排水及び廃棄物の衛生管理、従業員の衛生教育、苦情への対応、製品等の試験検査に用いる機械器具類の保守点検等）と、施設・設備の整備（施設周辺の整備、施設設備の整備、食品の取扱設備、給水及び汚物処理等）が不可欠です。

三・三　食品添加物の使用

食品衛生法により、添加物は「食品の製造の過程において又は食品の加工若しくは保存の目的で、食品に添加、混和、浸潤その他の方法によって使用する物」（食品衛生法第五条）と定義されており、食品の製造過程において、微生物管理とともに注意が必要な物質です。

食品添加物の使用については、食品衛生法第六条において「人の健康を損なうおそれのない場合として厚生労働大臣が薬事・食品衛生審議会の意見を聴いて定める場合を除いては、添加物（中略）並びにこれを含む製剤及び食品は、これを販売し、又は販売の用に供するために、製造し、輸入し、加工し、貯蔵し、若しくは陳列してはならない」とされており、原則として規格基準の定められていない添加物の使用は禁じられています。

食品添加物の使用基準は「食品、添加物等の規格基準」（昭和三十四年十二月二十八日厚告第三百七十号）に記載されています。食品添加物の使用に際しては基準の遵守はもとより、原材料となる食品、添加物などに由来する食品添加物が使用基準に違反していないかの確認も重要です。

四　流通・小売企業

流通・小売企業についても、三節で示した食品衛生法に基づく諸規制が適用され、衛生管理について留意すべき点は基本的には食品製造企業と同様です。

四・一　流通段階での衛生管理

農産物などや食品の流通段階においては、先に示した食中毒防止三原則のうち、①食品に微生物を付けない、②微生物を増やさないことが基本になります。

生鮮野菜衛生管理ガイド[1]から、流通段階における衛生管理の留意事項を表2・3にまとめました。また、産地魚市場における品質管理の手引き[4]には同様に水揚げ、荷さばき、選別、せりなどの場面で留意すべき事項をまとめています。いずれも輸送・保管時の温度管理、汚染区域と清潔区域の区別と作業の限定、設備・施設・器具の洗浄と汚染の防止、関係者への衛生教育の徹底などが主な内容となっています。

四・二　小売段階での衛生管理

洋生菓子、セントラルキッチン／カミサリー・システム、生めん類の衛生規範には製造者が自ら販売を行う場合を想定した売場の基準が含まれています。内容は、売場施設の基準、製品の保存条件、保存温度、売れ残った食品の取扱いなどです。

生鮮野菜衛生管理ガイドでは、卸売業者などからの納品を想定した量販店、専門小売店、農産物直売所における衛生管理について記述がされており、販売の状況に応じそれぞれ表2・4に示す項目について留意点が説明されています。

表2·3　卸売市場等における野菜の衛生管理の留意事項

段　　階	留　意　事　項
出荷者から卸売市場等までの輸送段階	①　輸送車の荷台部分の定期的な清掃·洗浄·殺菌とその管理記録 ②　輸送温度の管理とその記録（10℃以下） ③　混載する場合は，各々の明確な区分（特に水分の多い生産物を輸送する場合） ④　ネズミ，鳥類，昆虫が入らないよう扉の開閉時における十分な注意
集荷場及び卸売市場の段階	①　空調による売場の一定温度の維持，これが困難な場合は，見本ぜりの導入及び見本以外の野菜の冷蔵保管等による対応 ②　清潔な手での取扱い，野菜を床にじか置きせずパレット使用，市場での滞留時間の短縮化，靴のまま木箱や容器に乗らない等ていねいな取扱い ③　用具・機材の洗浄・殺菌，プラスチックパレットの使用，スチーム洗浄・殺菌，プラスチックコンテナやバットの使用，洗浄・消毒・殺菌 ④　床の定期的な洗浄，溝の頻繁な洗浄
仲卸業者の段階	①　迅速な搬出，台車，プラスチック製パレットの使用，場内搬送用具・機器の洗浄 ②　仲卸売場の温度管理（冷蔵庫，ショーケース内を10℃以下に保冷） ③　仲卸売場での安全性管理（商品を素手で扱わない，手の洗浄，床の洗浄，包丁の洗浄・殺菌，まな板，ふきん等の洗浄・消毒） ④　商品保管期間の短縮，温度管理，記録保管，先入れ先出し
配送の段階	①　保冷車や冷凍車の使用 ②　車両内部の温度管理，内部特に床面の清潔保持 ③　配送の温度履歴の記録・保管
その他共通の課題	①　トイレ等施設の衛生管理 ②　使用水，廃水処理（排水溝蓋の洗浄，水質汚染の防止），廃棄物処理 ③　ネズミ，鳥類対策

表2・4　生鮮野菜の小売段階における衛生管理

販売の状況	衛生管理の留意点
量　販　店	○納入業者への安全性確保対策（記録及びその保管を含む。）の徹底，納品受入時における商品チェック，保管温度 ○調製・加工・包装作業場の条件（生食用，加熱用の区分等），生ごみの処理，材料・用具の安全性確認・洗浄・消毒，配送時の条件（温度，汚染防止，区分等），バックヤードの環境（室内温度，洗浄・消毒・殺菌，食品の区分等） ○店頭での温度管理，翌日以降の販売 ○水対策，廃棄物処理，安全性対策の記録と保管，施設の衛生管理等
専門小売店	○商品仕入時の商品チェック（鮮度・品質，産地・出荷業者・入荷日の確認等），商品持ち帰り・運送時の条件（冷蔵車の使用等），保管温度 ○調製・加工，包装等の際の条件（設備・用具の区分，洗浄・消毒等） ○ショーケースの温度管理，客が商品に直接手を触れないような陳列，包装，温度管理，翌日以降の販売 ○閉店時の清掃と廃棄物処理，施設の衛生管理等
農産物直売所	○荷受時の注意（衛生的な包装，出荷者の確認等） ○陳列棚，コンテナ等の洗浄，土つき野菜と生食野菜の区分，夏期対策（冷蔵ショーケース，クーラー等），客が商品に直接手を触れないような陳列，包装，ふきん等の洗浄・殺菌，スタンド販売，自動販売機による場合の周辺の衛生環境，直射日光の防止，売れ残りの処理 ○閉店時の清掃と廃棄物処理，施設の衛生管理等

五　行政・自治体の関わり

五・一　食品安全基本法の考え方

食品安全基本法では、国の責務について「食品の安全性の確保についての基本理念にのっとり、食品の安全性の確保に関する施策を総合的に策定し、及び実施する」としています。

また、地方公共団体の責務については、「基本理念にのっとり、食品の安全性の確保に関し、国との適切な役割分担を踏まえて、その地方公共団体の区域の自然的経済的社会的諸条件に応じた施策を策定し、及び実施する」としています。

さらに、食品等の生産、輸入又は販売その他の事業活動を行う食品関連事業者は、「自らが食品の安全性の確保について第一義的責任を有していることを認識して、食品の安全性を確保するために必要な措置を食品供給行程の各段階において適切に講ずる責務を有する」とされ、同時に、「事業活動に係る食品その他の物に関する正確かつ適切な情報の提供に努める」とともに「国又は地方公共団体が実施する食品の安全性の確保に関する施策に協力する責務を有する」とされています。

五・二　食品衛生法における監視指導行政の考え方

平成十五年に改正された食品衛生法では、国、都道府県、保健所を設置する市及び特別区について、食品衛生の理解と向上のために必要な措置を講じなければならないとし、これらの施策が総合的かつ迅速に実施されるよう相互に連携を図らなければならないとしています。また、それぞれの役割について、国は、食品衛生に関する情報の収集、整理、分析及び提供並びに研究並びに輸入される食品、添加物、器具及び容器包装についての食品衛生に関する検査の実施を図るための体制を整備し、国際的な連携を確保するために必要な措置を講ずるとともに、都道府県、保健所を設置する市及び特別区に対し上記の責務が十分に果たされるように必要な技術的援助を与えることとされています。

さらに、食品等事業者については、製造、販売等を行う食品等について、「自らの責任においてそれらの安全性を確保するため、販売食品等の安全性の確保に係る知識及び技術の習得、販売食品等の原材料の安全性の確保、販売食品等の自主検査の実施その他の必要な措置を講ずるよう努めなければならない」とされています。記録の提供や危害の原因となった販売食品などの廃棄その他必要な措置を通じ、国、都道府県等への協力も求められています（図2・

食品等事業者の責務

（第 3 条関係）公布後 3 か月以内施行

1. 通常時の措置

・知識及び技術の習得
・原材料の安全性の確保
・自主検査の実施
等に努める。

2. 記録の作成・保存

必要な限度において，仕入元の名称等の記録の作成・保存に努める。
⇨ 食中毒発生時の原因究明・被害拡大防止に活用。

3. 危害発生時の措置

・2 の記録の国・自治体への提供
・廃棄時の措置
を適確・迅速に講ずるよう努める。

※食品等事業者：食品の採取，製造，輸入，加工，販売等を行う事業者や集団給食施設等をいう。

図 **2·2**　食品等事業者の責務

監視指導指針及び監視指導計画について

（第 22 条から第 24 条関係）計画に基づく実施は 16 年 4 月から

食品衛生監視指導指針（国が作成）

ア　国，都道府県等の監視指導に関する役割などの基本的な方向
イ　違反状況，危険情報等を踏まえた重点的に監視指導すべき項目などの監視指導の基本的事項
ウ　検査設備など監視指導の実施体制に関する基本的事項
エ　その他，結果公表，調査研究など監視指導の実施に関する重要事項

策定・変更に関しては，国民又は住民からの意見を聴取

輸入食品監視指導計画（国が作成）

ア　輸出国の食品衛生規制，食品衛生上の問題の発生状況，過去の違反状況等を踏まえて策定する重点的に監視指導すべき項目
イ　講習会の開催等による輸入業者等に対する自主衛生管理の推進
ウ　その他，監視指導結果の公表など監視指導の実施のために必要な事項

都道府県等食品衛生監視指導計画（都道府県等が作成）

ア　その他の地域の食品の生産,流通,製造･加工の状況，食品衛生上の問題の発生状況を踏まえて策定する重点的に監視指導すべき項目
イ　講習会の開催等により，営業者等に対する HACCP の概念の普及啓発，大量調理施設マニュアルに基づいた自主衛生管理の推進
ウ　食中毒事件が発生した場合の隣接自治体との連絡調整及び国立試験検査機関における検査に必要な連絡調整に係る事項
エ　その他，監視指導結果の公表など監視指導の実施のために必要な事項

計画の実施の状況の公表

図 **2·3**　食品衛生法における国と県との分担（監視指導の場合）

2）。

食品についての監視指導を例に具体的に見ると、国（厚生労働大臣）が都道府県等および国が行う監視指導の実施に関する統一的な考え方を指針として示し、①都道府県知事等は、当該都道府県等の地域の実情を踏まえて都道府県等食品衛生監視指導計画を、②厚生労働大臣は、輸出国における生産地の事情等を踏まえて輸入食品監視指導計画を、それぞれ毎年度策定し、これらに従い監視指導が実施されます（図2・3）。

この指針の中で監視指導に係る厚生労働省および都道府県等の役割分担の基本的な考え方として、①国内に流通する食品等及び国内の食品等事業者に対する監視指導等については都道府県等が、②輸入食品等に対する輸入時における監視指導及び食品等の輸入者に対する監視指導、牛海綿状脳症に係る確認検査等のと畜検査の一部の実施、総合衛生管理製造過程に係る承認及び監視指導、登録検査機関に対する監督については厚生労働省が実施することが示されています。

五・三　ＪＡＳ法に基づく食品表示の監視指導の考え方

農林物資の規格化及び品質表示の適正化に関する法律（ＪＡＳ法）に基づく食品表示の監視指導については、違反等を行っている業者が複数の都道府県に業務を展開している場合には農林水産省が、都道府県の域内で業務を行っている場合には都道府県が担当することとされており、食品衛生法の役割分担とは異なった考え方になっています。

六　手法としてのトレーサビリティ

食品のトレーサビリティを巡る議論は、平成十三年のＢＳＥ問題をきっかけとして本格化しました。[注3] しかし、トレーサビリティの考え方は新しいものではなく、事故対策、原因の究明や品質の改善など品質管理のための重要な手段として種々の制度の中に既に織り込まれています。

農林水産省では、トレーサビリティシステム導入促進事業（平成十四年度）、トレーサビリティシステム開発事業（平成十五年度）などを通じ、食品の流通特性を踏まえたトレーサビリティシステムの開発、実証事業を実施しています。

（注３）ＢＳＥ問題に関する調査検討委員会報告（平成十四年四月）抜粋（傍線は筆者）
ＢＳＥ問題とそれに引き続いて明らかになった虚偽表示問題は、食品の原材料の追跡・検証が可能になるようなシステムを必要としている。トレーサビリティは最終商品から原材料へと追跡可能なシステムである。遺伝子組換え食品においてもトレーサビリティが課題となっているが、今日、食品の安全性の確保のためにトレーサビリティは、フードチェーン全体を通じた全ての食品に適用されるべきシステムである。また、リスク管理における重要な手法として位置づけられなくてはならない。

六・一　ＨＡＣＣＰ手法におけるトレーサビリティ

「総合衛生管理製造過程の承認とＨＡＣＣＰシステムについて」（平成八年十月二十二日　衛食第二百六十二号衛乳第二

百四十号）によれば、ＨＡＣＣＰシステムは、「最終製品の検査に重点をおいた従来の衛生管理の方法とは異なり、食品の安全性について危害を予測し、危害を管理することができる工程を重要管理点として特定し、重点的に管理（モニタリング、改善、検証、記録保存及び文書作成）することにより、工程全般を通じて危害の発生を防止し、製品の安全確保を図るという方法」とされています。

この通達のうち、ＨＡＣＣＰシステムの作成と実施に関する章に「記録保存及び文書作成規定の設定」の項があり、「記録を正確に作成し、それを保存することにより、計画を適切に実施したことの証拠を作成することができる。（中略）また、仮に、食品の安全に係る問題が生じた場合、計画の実施状況を過去に遡って調査することなどにより、その原因究明を容易にするものでもある。（後略）」と記されています。トレーサビリティの確立がＨＡＣＣＰ方式導入の条件とされていることが分かります。

六・二　ＩＳＯ品質マネジメントにおけるトレーサビリティ

品質管理の国際規格であるＩＳＯ９００１：２０００「品質マネジメントシステム」では、顧客要求事項を満たすことによって顧客満足を向上させるために、品質マネジメントシステムを構築し、実施することを推奨しています。品質マネジメントシステムの構築についてのＩＳＯの具体的な要求事項は、経営者のコミットメント、必要なプロセスを定めた品質計画の策定、責任と権限の明確化、管理責任者の任命、マネジメントレビューの実施、内部監査、不適合のレビュー・管理、是正措置、予防措置など広範囲にわたっています。トレーサビリティに関しては「識別およびトレーサビリティに対するプロセスの確立」として明確に位置付けられており、ＩＳＯの品質管理マネジメントシ

表2・5　有機農産物加工食品についての製造業者の認定の技術的基準（抜粋）

二　品質管理の実施方法

1　（略）

2　次に掲げる事項について，内部規程を具体的かつ体系的に整備していること。

・原材料の受入れ及び保管に関する事項
・原材料の配合割合に関する事項
・製造及び加工の方法に関する事項
・製造及び加工に使用する機械及び器具に関する事項
・出荷に関する事項
・品質管理の実施状況についての認定機関（登録認定機関又は登録外国認定機関をいう。以下同じ）による確認等業務の適切な実施に関し必要な事項。

3　内部規程に基づいて品質管理を適切に行い，その管理記録及び当該管理記録の根拠となる書類を当該記録の作成の日から1年以上保持すること。（後略）

ステムの構築に際してトレーサビリティの構築は不可欠の要素となっています。

六・三　JAS規格制度におけるトレーサビリティ

JAS法では、あらかじめ農林水産大臣または登録認定機関の認定を受けて、製造業者自らがJAS規格による格付を行いJASマークの表示を行うことができます。この認定には、①製造又は加工、保管、品質管理及び格付のための施設、②品質管理の実施方法、③品質管理を担当する者の資格及び人数、④格付の組織及び実施方法、⑤格付を担当する者の資格及び人数について農林水産大臣が農林物資の種類ごとに定めた技術的基準を満たす必要があります。

平成十一年に改正されたJAS法に基づき定められた技術的基準は、それまでの基準に比べ、品質管理の実施方法の部分が詳細に記述されており、原材料の品質、処理、選別、加工、充てん、密封、殺菌、製品の品質、機械器具の管理、不良品及び異常、苦情処理、品質管理記録の作成及び保存に関する事項などに関して内部規定を具体的かつ体系的に整備するよう求めています。以前の基準に比較し、明記はしていないもののトレーサビリティの考え方が強く打ち出されています。

また、理化学的な検査によって規格への適合性を証明できない有機農産物等のＪＡＳ規格では、書類による確認が確実に行えるよう、記録の作成及び保存に関する点がより具体的に書かれています（表２・５）。

六・四　食品衛生法におけるトレーサビリティ

平成十五年五月に改正された食品衛生法では、食中毒などの事故が発生した場合に、仕入元の名称等の記録を参照し原因究明・被害拡大防止を図る観点から、食品等事業者の記録保存の努力義務が新たに盛り込まれました。

基本的な記録事項としては、仕入年月日、仕入元の名称及び所在地、食品等の名称、ロット確認が可能な情報（年月日表示又はロット番号）、出荷又は販売年月日（小売段階においては不要）、出荷又は販売相手先の名称及び所在地（小売段階においては不要）が、また、記録の保存期間としては、生産段階、製造・加工段階、流通段階では販売後一～三年間、販売段階では販売後一～三か月がガイドラインとして示されています。

六・五　トレーサビリティへの取り組み

（一）　牛の個体識別

牛の個体識別を可能とするため、牛海綿状脳症対策特別措置法に基づき、平成十四年七月から牛のいわゆる戸籍情

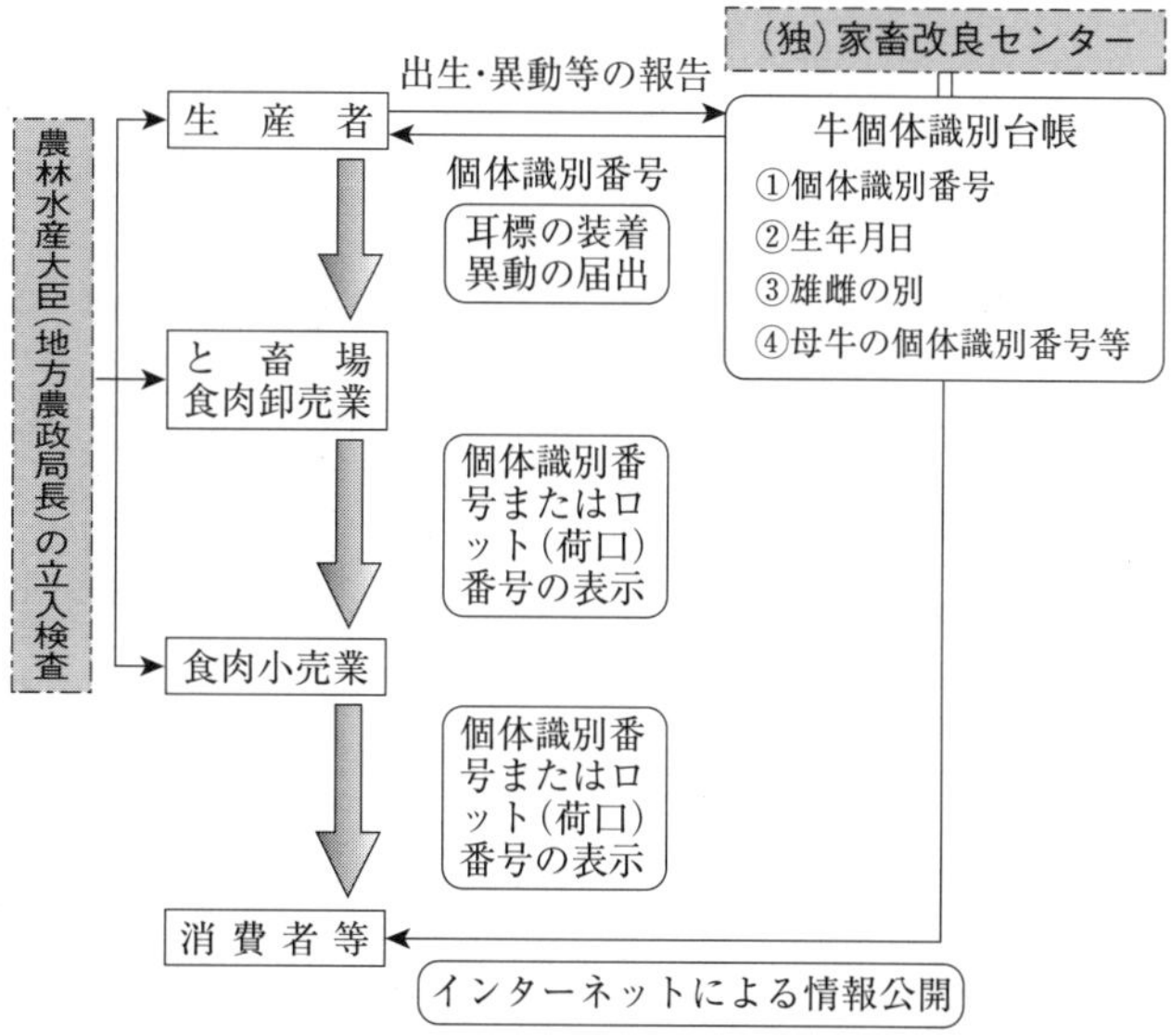

図2・4　牛肉のトレーサビリティのイメージ
資料：農林水産省作成。
注：（独）家畜改良センターがすべての牛の情報を記録・管理する。

報（生年月日、異動履歴など。給餌や投薬にかかる情報を含まない）について個別情報の登録を義務づける制度が導入されました。

さらに、平成十五年六月「牛の個体識別のための情報の管理及び伝達に関する特別措置法」が公布されました。

この法律は、ウシ海綿状脳症（ＢＳＥ）の発生などを踏まえ、牛肉の安全・品質に対する信頼を確保するため、牛の個体識別情報を一元管理するとともに、生産から流通・消費の各段階の過程で当該個体識別情報が正確に記録・伝達されるための制度を構築するものです（図２・４）。

独立行政法人家畜改良センターでは、現在（平成十五年九月）牛海綿状脳症対策特別措置法に基づき届出のあった情報を公表しています。データ内容は、当該個体識別番号（一〇桁）を持つ牛の生年月日、性別、品種、母牛の個体識別番号、飼養地（出生地、過去の飼養地、現在の飼養地）、と畜（死亡）年月日などです。

これらのデータは、耳標装着時に牛の飼養者からの自己申告に基づき登録されたものであり、原則として第三者の認証などを経たものではありません。なお、過去・現在の飼養地の情報は、その牛の所有者が住所及び氏名の開示に同意した場合は都道府県名、市町村名及び氏名を、同意をしていない場合は都道府県名のみを表示しています。

牛の個体識別のための情報の管理及び伝達に関する特別措置法に基づき、牛の個体番号などが表示された場合には、消費者は牛の個体情報を家畜改良センターのホームページを通じ入手することが可能となります。

(二) 生産情報公表牛肉ＪＡＳ

食品の生産履歴（生産者、品種、出荷日など）に関する情報を、消費者に正確に伝えていることを第三者機関に認証してもらう生産情報公表ＪＡＳ規格制度の導入が予定されています。

生産情報公表ＪＡＳ規格の制定にあたっては、食肉のうち、まず、国民の関心が特に高く牛の個体管理の体制が整備されている牛肉についてＪＡＳを制定し、その後、順次、対象品目が拡大される予定です。既に豚肉について平成十五年六月ＪＡＳ調査会が開催され、検討が開始されました。

(三) 水産物のトレーサビリティに関する議論

平成十五年三月に公表された「水産物の安全確保にかかる水産政策のあり方について」（中間とりまとめ）では、トレーサビリティについて、特に養殖水産物を取り上げ、データベースの構築、情報関連機器の整備、生産工程での記録方法、内容の統一を図るとともに、生産履歴情報の伝達システムの開発・実証が必要としています。

七　生産・製造・保管に関する食品のリスク評価

七・一　リスク評価とリスクへの対応

コーデックス委員会の「手続きマニュアル」（第十三版、二〇〇〇年）には、規格・基準策定の際にリスク分析手法を導入するための作業原則が定められています。第一章では既に説明されているとおりリスク分析は「リスク評価」、「リスク管理」、「リスクコミュニケーション」からなっています。コーデックスでは、さらにリスク評価について、「ハザード同定」、「ハザード特性付け」、「暴露評価」および「リスク判定」の四つのプロセスからなると定義しています。しかし、これは食品の規格・基準を策定する際の考え方であり、個々の生産者や企業の対応とは考え方が異なります。そこで組織におけるリスク対応の考え方をまとめた「リスクマネジメントシステム構築のための指針」（ＪＩＳＱ２００１：２００１）に沿い、リスク対応の考え方を説明します。この指針ではリスクマネジメントの計画要素として「リスク分析」、「リスク評価」、「リスクマネジメントの目標」、「リスク対策の選択」および「リスクマネジメントプログラムの策定」を挙げています。これらのうち、リスク分析およびリスク評価の部分が、コーデックスの「リスク評価」に相当します。以下、本節（七・一、七・二）では指針に基づくリスク評価を単にリスク評価と表記します。さて、指針のリスク分析にはリスク発見、リスク特定、リスク算定の段階が含まれます。リスク発見は、リスク分析の出発点であり、業務や組織に損害を及ぼす可能性のあるリスクをもれなく明らかにすることが望ましく、リ

表2・6　リスクアセスメント・マトリックス

大	C	A
小	D	B
発生確率＼被害規模	小	大

スク特定では、リスクに関する情報を分析し、重大な結果をもたらすと懸念されるリスクや、結果の重大性の判断が困難なリスクを特定することが望ましいとされています。リスク特定の手法には、①組織活動および機能の点検ならびに分析作業による脆弱性および危険性の点検、②組織内における事例調査、③類似組織における事例調査、④ブレーンストーミング、⑤インタビューおよびアンケート調査、⑥組織外有識者へのインタビューおよびアンケート調査、⑦組織外の専門家への相談といったものがあります。リスク算定は、発生確率×被害規模（＝リスク値）により行われますが、リスク値が同じであれば、発生確率が小さく、被害規模が大きなリスクの方が、より重要なリスクと認定される場合が多いようです。表2・6の場合は、ABCDの順に重要なリスクとなります。

リスク評価では、リスク算定に基づき、組織として新たな対策を実施すべきリスクを明らかにするとともに、対応すべき優先順位を決めます。例えば、原材料に規制値を超えない農薬の残留がしばしばあっても、当面安全衛生上の問題はなくCであり、急いで対応する必要はないでしょう。しかし、サルモネラによる原材料の汚染がまれにでもあれば、安全衛生上の問題に結びつく可能性がありBとなります。同じ残留農薬に係る問題でも、規制値を超える場合があれば、これは優先して対応すべき問題（状況によりAまたはB）となります。

リスク評価の結果を受け、リスク対応が行われます。リスク対応には、「リスク回避」、「リスク移転」、「リスク低減」および「リスク保有」があります。事例で説明しますと、リスク回避はリスクの高い新規事業への参入自体を回避する場合、リスク移転は保険をかける場合、リスク低減は安全性向上のための設備の導入、組織改革による多重チェック体制の確立、運用改善やマニュアル作成によるエラーの防止、教育訓練による意識向上などの対策を行う場合、リスク保有は特定のリスクから結果的に生じる損失負担および利益を受容する場合です。

七・二　生産・製造・流通についてのリスク評価

具体的に生産・製造・流通の各段階についてリスク評価を行うには、HACCP導入の一二手順・七原則に沿い作業を進めます。すなわち、それぞれの段階ごとに対象作物、商品の特徴（種類、生産状況、出荷形態、包装形態など）を明らかにし、どのように使用されるのか用途（市販用、業務用など）などの確認、栽培・生産工程図、栽培・生産施設、集出荷施設などの図面を作成し、衛生標準作業手順（SSOP）を策定します。これらの手順で得られたデータや情報に基づき、どのような病原微生物の汚染が考えられるか、どの工程で汚染、増殖するのか、それを防ぐにはどうすればよいかを整理した危害リストを作成し、リスク分析、リスク評価を行います。

なお、HACCPに取り組む場合にはこの後、特に重要に管理する必要のある工程・手順をCCPとし、管理の計画を立てていくことになります。

生産・製造・流通に関するリスク評価の対象となりうる安全管理の要点については、二〜四節の各項で説明しています。

農産物の生産に関しては、①農場の生産環境、②種苗、水、土壌、堆肥・肥料、農薬などの投入資材、③作業者の衛生管理、④カビ毒の防止に留意し、リスク評価を行う必要があります。家畜の生産に関しては、「家畜の生産段階における衛生管理ガイドライン」(2)において、一般的衛生管理の要点として、①素畜・飼料の受入れ、②畜産資材（薬剤・敷料）の受入れ・保管、③施設・設備などの衛生管理、④洗浄・消毒、⑤衛生動物駆除、⑥生乳・肉用牛等の出荷、⑦人（従業者）の衛生教育・訓練、が取り上げられており、これらに留意する必要があります。なお、このガイドラインでは、家畜生産におけるＨＡＣＣＰシステムで管理すべき危害として、畜種ごとにサルモネラ、病原大腸菌Ｏ１５７、抗菌性物質、注射針の残存を設定しています。水産物に関しては、養殖における医薬品、飼料、漁網防汚剤、貝毒による有毒化、海域・陸上由来の有害物質などに留意する必要があります。

食品の製造に関しては、食中毒事故の多くが食品の製造・加工段階における微生物汚染によるものであり、食品衛生法でも種々の規則、規範などが示されています。リスク評価を行う場合には、これら法令などによる要請事項を満たすことを前提に、製造・加工の各工程ごとに検討を行う必要があります。

食品の流通に関しては、四節に示したように基本的には製造と同様の注意が必要ですが、輸送・保管時の温度管理、汚染区域と清潔区域との区別が特に重要となります。リスク評価を行う場合にはこれらに留意し検討を進める必要があります。

八　検査機関の登録制と責任

食品の品質管理を行う上で、ＪＡＳ法、食品衛生法などによる規格基準への適合性の検査などを実施する検査機関の信頼性は非常に重要です。このため、ＪＡＳ法や食品衛生法では、公正・中立性や検査能力等の一定の要件を満たした検査機関を登録する制度が実施されています。

八・一　食品衛生法

平成十五年の食品衛生法改正により、これまで、公益法人に限定されていた命令検査実施機関について、厚生労働大臣による指定制度が登録制度に改められ、これまでの指定検査機関と同等の公正・中立性や検査能力等の要件を備えることを条件に、社団法人や財団法人以外の民間検査機関も登録できるようになります。（改正食品衛生法の公布（平成十五年五月三十日）から九か月以内の政令で定める日から施行予定）

登録の要件の主要部分については公益法人に対する行政の関与の在り方の改革に関する閣議決定を踏まえ、従来の省令ではなく法律により定められるようになりました。登録の要件としては、①機械器具その他の設備及び知識経験者を有する職員の基準、②製品検査の信頼性の確保のための措置が定められており、②については、検査部門における製品検査の種類ごとの専任管理者の設置、製品検査の業務管理及び精度確保に関する文書の作成、この文書に従い製品検査の業務管理及び精度確保を行う専任部門の設置が求められています。

また、食品衛生法施行規則において、機械器具の保守管理、試薬等管理、検査実施等に関する標準作業書の作成、検査等の業務の管理に関する内部点検、精度管理（目隠し試験による検査試験の実施・改善指導等の方法により検査の精度を適正に保つこと）の実施、外部精度管理調査（国その他の適当と認められる者が行う精度管理に関する調査）の実施、記録及び改善措置の実施等を義務づけています。なお、これら省令による基準は改正食品衛生法の施行に伴い改正される可能性もあります。また、今回の法改正に伴い、新たに登録の更新制（三年以上の期間）が導入されました。

改正食品衛生法により、登録要件を満たす組織・機関であれば、自動的に登録が行われる制度となります。一方で財務諸表などの公開も義務づけられ、検査を依頼しようとする者による選択を通じ、競争原理に基づいた優良な検査

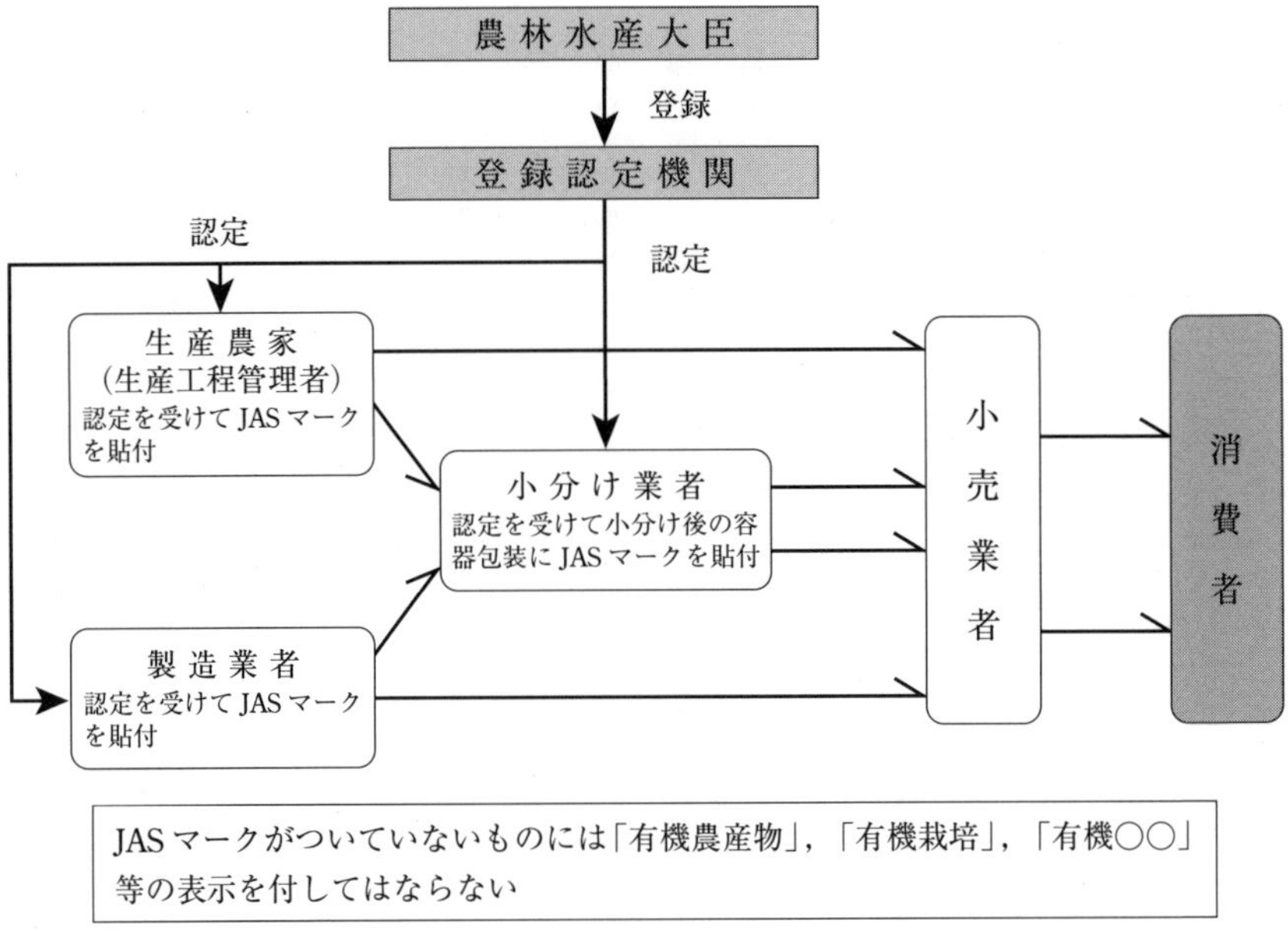

図 **2･5**　有機JAS制度における登録認定機関の機能

機関の確保が意識されていると言えるでしょう。

八・二　ＪＡＳ制度

ＪＡＳ法に基づくＪＡＳ規格制度では、工場又は事業所及び農林物資の種類ごとに、あらかじめ登録認定機関などの認定を受けて、その製造又は加工する当該認定に係る農林物資について、製造者等自らがＪＡＳ規格による格付を行い、当該農林物資又はその包装、容器若しくは送り状に格付の表示（ＪＡＳマーク）を表示することができます（図２・５）。

製造業者等の認定を行う登録認定機関の業務には、食品の検査は含まれていませんが、ＪＡＳ法において、①当該申請に係る認定の業務に従事する者の資格及び人員並びに認定の業務の管理に関する事項が農林水産大臣が定める基準に適合するものであること、②当該申請をした者が、当該申請に係る農林物資の格付を適確かつ円滑に行うのに十分な経理的基礎を有する法人であること、

③役員、法人の種類に応じて農林水産省令で定める構成員又は職員の構成が、格付の公正な実施に支障を及ぼすおそれがないものであること、④格付に関する業務以外の業務を行っている場合には、その業務を行うことによって格付が不公正になるおそれがないものであること、とする基準が定められています。なお、登録認定機関については五年の更新制が採用されています。

八・三　検査機関の品質保証

ＩＳＯ９０００シリーズによる品質システムを試験所、検査機関などに導入する際の一般要求事項を定めた規格として「試験所及び厚生機関の能力に関する一般要求事項」（ＪＩＳ Ｑ １７０２５：２０００（ＩＳＯ／ＩＥＣ １７０２５））があります。この規格は、サンプリングを含め、試験または校正を行う能力に関する一般要求事項を規定するもので、ＩＳＯ９００１：１９９４の内容と試験所・校正機関が満たすべき技術的要件を合わせた内容となっています。この規格については、民間の品質保証機関による第三者認証が行われており、無機・有機化学分析などの分野では企業の品質検査部門など一〇〇を超える組織・機関が認証を取得しており、食品についても既にいくつかの組織・機関が認証を取得しています。

検査の能力を対外的に表明しようとする場合、第三者によるＩＳＯ認証は非常に有力な手段であり、また、検査を依頼しようとする者にとっては能力を判断する指標となりつつあります。

八・四　検査機関の責任

登録された検査機関の実施した検査結果に問題が生じた場合、当該検査結果に起因する結果については検査機関が責任を負うこととなります。検査機関が登録の要件に違反した場合には、その内容に応じ、役職員に対する懲役又は罰金、法人に対する罰金に処せられます。また、登録を行った政府等は、登録の根拠となった法律に基づく登録の取消し等の処分を行うことになります。

九　情報開示のあり方とコンプライアンス

九・一　情報開示のあり方

食の安全・安心を確保する上で、情報の公開と手続きの透明化は、役割分担と責任の明確化と合わせ、施策を推進していく上で重要な要素です。この二つの方針は、食の安全・安心に関する各国の基本的な法律、規則、報告などに必ず現れています。

食品安全基本法においても、その第一条（目的）で、「国、地方公共団体及び食品関連事業者の責務並びに消費者の役割」の明確化が謳《うた》われており、第十三条で「施策に関する情報の提供、当該施策について意見を述べる機会の付与その他の関係者相互間の情報及び意見の交換の促進を図るために必要な措置が講じられなければならない」として、情報開示の考え方について述べています。

一連の食の安全・安心を巡る議論では、情報開示の考え方としてリスクコミュニケーションの考え方が強調されるようになってきました。リスクコミュニケーションについて、ＪＩＳ Ｑ２００１は、その目的を、①リスクの発見及びリスク特定のための情報収集、②関係者との間の誤解又は理解不足に基づくリスクの顕在化の防止、③関係者に及ぼす可能性のある被害の回避及び低減とし、コミュニケーションのための手順を確立した上で、平常時および緊急時における広報活動計画の策定を奨めています。また、機密保持を理由にしたリスクに関する情報の秘匿《ひとく》について、必ずしも組織のリスク低減に寄与しない場合があること、それにより新たな責任が組織に課せられることがあることを規格の備考として指摘しています。

平成十四年度の食料・農業・農村の動向に関する年次報告では、リスクコミュニケーションについて、リスク評価機関、リスク管理機関、消費者、生産者、流通関係者などを含めた幅広い関係者の間で双方向の意思疎通を図っていくというリスク分析の中核をなす手段として位置付けています。

この報告では、従来の情報提供について、リスク管理機関などから一方的に結果のみを示されることが多く、結果に至る過程が理解しにくいものとなっており、情報の出し手と受け手の見解の差から、結果的には安全な食品であっても消費者が不安に駆られる事態を招いたことがあったり、また、消費者などには発言の機会が与えられることが少なかったため、意見の聴取も十分には行われていなかったと分析しています。

その上で、リスクコミュニケーションについては、まず、行政などが政策形成過程も含めた情報を公開・提供して透明性を確保し、次に、食品のリスクと利便性（ベネフィット）について、わかりやすく説明を行いながら相互に意見交換を実施していく必要があるとしています。具体的には、行政は積極的に意見交換会などを開催するほか、パブリックコメントの実施など消費者や生産者などとの日常的な対話の場の提供に努め、また、消費者や生産者についても、こうしたリスクコミュニケーションに参画していくことが重要であるとしています。このような過程を経ることで、それぞれの関係者が各自の役割や責務を果たしつつお互いの立場も理解して共通認識の醸成が図られ、信頼関係を築いていくことができると結論づけています。

九・二　コンプライアンス（法令遵守）

リスクコミュニケーションを通じ相互の理解を進めていくためには、生産者、流通関係者などによる情報の提供など、生産者、流通業者などによる行動そのものへの信頼が必要です。近年の企業不祥事の多発を背景に、消費者の事業者に対する信頼は大きく損なわれています。事業者は消費者の信頼を取り戻すため、経営トップ自ら率先垂範し、コンプライアンス（法令遵守）の確立に向けて、自主行動基準の策定・運用、社内におけるヘルプラインの設置、社内教育の充実などコンプライアンス経営に積極的に取り組むことが求められています。

また、国民生活審議会では、「二一世紀型の消費者政策の在り方について」（平成十五年五月）の中で、企業のコンプライアンス経営の推進に向けて、事業者の自主行動基準策定・運用、事業者団体の自主行動基準策定・運用などの必要性に触れるとともに、企業の不祥事に関する内部通報を行う労働者などを保護する公益通報者保護制度の整備が必要であるとしています。

「リスク情報は発信者の信頼があるかないかで、受けとめ方は大きく異なってくる」(5)と言われており、リスクコミュニケーションの推進にはコンプライアンスの確立は不可欠と言えるでしょう。

一〇　求められる消費者の努力―食卓まで―

食品安全基本法は、その第九条で消費者の役割として、「消費者は、食品の安全性の確保に関する知識と理解を深めるとともに、食品の安全性の確保に関する施策について意見を表明するように努めることによって、食品の安全性の確保に積極的な役割を果たすものとする」という条文を置いています。

これは、BSE問題に関する調査検討委員会において、第Ⅱ部の六、情報公開の不足と消費者の理解不足の項で「消費者の受け止め方にもやや過剰な反応がみられ、全頭検査開始後も牛肉離れが続いている」などと指摘されたことを受けたものと考えられます。

消費者には、自らの命の源である食品について真剣に情報・知識を習得し、自らの意見、不安を表明する場であるリスクコミュニケーションに積極的に参画し、食品の安全・安心の確保に貢献することが求められています。

参考文献

（1）（社）日本施設園芸協会：生鮮野菜衛生管理ガイド（平成十五年三月）
（2）農林水産省生産局：家畜の生産段階における衛生ガイドライン（平成十四年九月三十日、一四生畜第二七三八号）
（3）全国漁業協同組合連合会、（社）大日本水産会：小型漁船における漁獲物の品質管理の手引き（平成十四年度）
（4）（社）大日本水産会、全国漁業協同組合連合会：産地魚市場品質管理の手引き（第一版）（平成十二年度）

（5） 日和佐信子：日本農業新聞（平成十五年九月十五日）

（湯川剛一郎）

第三章　食の安全に関する知識と法規制

はじめに

本章では、食の安全に関する知識と法規制と題し、近年社会問題化して注目されてきた項目を取り上げ、その周辺の情報および法的な規制状況と検査・分析に関して整理をしました。法的な規制状況では、平成十五年の五月二十三日に公布された食品安全基本法を受けて改正された食の安全に関する法規制関係として、農林水産省からは食の安全・安心のための政策大綱として六月二十日に五法案(注1)が、厚生労働省からは五月三十日に三法案(注2)が出されました。項目の選択では、食品安全基本法の検討が始まる切っ掛けとなったBSE問題の要因といわれた異常プリオンを、食品衛生法改正の目玉として見直しが注目されている、ポジティブリスト制導入に絡むものとして農薬、動物用医薬品などや安全性に問題のある場合削除の見直しとなる既存添加物を、また環境問題に端を発し容器包装からの溶出問題にまで発展した内分泌かく乱物質（いわゆる環境ホルモン）を、HACCPに絡んでは、米国・EU諸国への輸出品である水産系食品を取り上げています。その他の食の安全に関する感心の高い問題として、食中毒を拡大させないための知識が求められている有害微生物や、平成十六年四月から表示義務が施行されるアレルギー問題も取り上げました。さらに、香辛料など加熱殺菌が馴染まない食品の殺菌の話題として、日本ではジャガイモの発芽防止にしか認められていない技術である放射線照射技術も取り上げました。今回は取り上げませんでしたが、従前問題であった食品での制御が難しいといわれている有害微生物が産する毒素である、マイコトキシンに関する情報を整理しておく必要が再燃してくる可能性に注目しておくべきでしょう。

（注1）農林水産省設置法の一部を改正する法律案（設置法）、食品の製造過程の管理の高度化に関する臨時措置法の一部を改正する法律案（HACCP支援法）、牛の個体識別のための情報の管理及び伝達に関する特別措置法案（トレーサビリティ法案）、食品の安全性の確保のための農林水産省関係法律の整備に関する法律案（肥料取締法、農薬取締法、薬事法、家畜伝染病予防法）、飼料の安全性の確保及び品質の改善に関する法律の一部を改正する法律案（飼料安全法）

（注2）食品衛生法、健康増進法、と畜場法及び食鳥処理・検査法

（久米賢次）

一　食品添加物

一・一　食品添加物の定義

食品添加物は、食品衛生法という法律で定義されています。この法律に従って食品衛生法施行令、食品衛生法施行規則、食品・添加物等の規格基準などで食品添加物に関する取決めが定められています。食品衛生法では、食品添加物を単に［添加物］といいます。これは、食品衛生に関する添加物は食品添加物に限られているからです。食品衛生法第二条第二項で「添加物とは、食品の製造の過程において又は食品の加工若しくは保存の目的で、食品に添加、混和、浸潤その他の方法によって使用する物をいう」と定義されています。

一・二　食品添加物の分類

添加物は、平成七年の食品衛生法の改正により『指定添加物（三四〇品目）』、『既存添加物（四八九品目）』、『天然香料（六一二品目）』、『一般飲食物添加物（一〇四品目）』に分類されました。法改正以前に許可された合成添加物は、安全性が調べられてから許可されたものであるため、そのまま指定添加物として分類されましたが、天然添加物は、合成添加物のような動物実験などの安全性データが十分でないものも多く、今までの使用実績で安全性が証明されていることを考慮して、天然添加物を続けて使用することを例外的に認めるため、既存添加物として別に分類されました。法改正以降は、新たに添加物として使用するためには、合成や天然の区別なく、すべて動物実験などの安全性のチェックを行い、有効性や必要性が十分審議された上で指定添加物として許可されます。なお、『天然香料』、『一般飲食物添加物』については、指定制度の対象外となります。

一・三　食品添加物の安全性評価

添加物指定に際しての検討で要求される安全性の資料には、次のようなものがあります。

① 毒性に関する資料（反復投与試験、繁殖試験、催奇形性試験、抗原性試験、変異原性試験など）
② 体内動態に関する資料（体内でどう変化して代謝されるのかの資料）
③ 一日の摂取量に関する資料

一・四　食品添加物の表示

加工食品に使用された添加物の情報は、消費者が情報を得やすいように食品包装に表示されます。

① 物質名による表示：添加物の表示は、原則として物質名で表示することになっていますが、消費者には分かりにくいものもあるため、分かりやすく、なじみのある簡略名や類別名で表示されるものもあります。

② 用途名併記による表示：使用目的が分かった方が便利なものあるいは消費者の関心の高いものについては、物質名だけでなく用途名も同時に記載されます。用途名が併記されるものは、保存料、甘味料、着色料、酸化防止剤、発色剤、漂白剤、防かび剤、増粘剤・安定剤・ゲル化剤・糊料です。

③ 一括名による表示：香料、イーストフード、ガムベース、かんすい、酵素、光沢剤、香料、酸味料、軟化剤、調味料、豆腐用凝固剤、苦味料、乳化剤、pH調整剤、膨張剤は一括名で表示されます。

④ 表示の免除：国際的に表示をしなくてもよいことになっている加工助剤やキャリーオーバーは、わが国でも表示が免除されています。また、栄養強化の目的で使用した添加物は健康増進法（栄養改善法）により表示が行われており、食品衛生法では表示が免除されています。

⑤ 食品添加物のアレルギー表示：卵、乳、小麦、ソバ、落花生の五品目を原材料とする添加物は、原則として『物質名（由来）』と表示することが義務づけられています。表示が免除されているキャリーオーバー、加工助剤についてもこれら五品目を原材料とする場合は表示が必要です。

一・五　食品添加物の成分規格と使用基準

食品添加物は、食品衛生法第七条第一項に基づき、その成分規格や使用基準が定められています（「食品、添加物等の規格基準」（厚生省告示第三百七十号））。

（一）　成分規格

添加物そのものに有害な不純物が含まれていると、健康危害を起こす危険性があります。そこで、添加物の指定の際には、個別に成分規格が定められています。成分規格には、添加物の純度や有害なヒ素および重金属の含有量の上限値などがあり、この成分規格に適合しない添加物を使用したり、販売したりすることはできません。この成分規格は、指定添加物だけでなく、既存添加物についても必要に応じて定められています。

（二）　使用基準

添加物は、どのような食品にも無制限に使用できるわけではありません。安全性試験や有効性評価の結果に基づいて、必要に応じて使用基準が定められています。使用基準を定める場合は、まず、動物実験などを基にして、ヒトが一生涯にわたって毎日摂取しても、全く影響がない量を求めます。これを一日摂取許容量（ＡＤＩ）といいます。このＡＤＩに安全係数を掛け、日本人の各食品の摂取量などを考慮した上で、使用対象食品や最大使用量などが決められます。

一・六　食品添加物の監視指導

添加物を使用する際には、その使用基準などを十分確認した上で、違反のないように使用する必要があります。東京都では、保健所などに所属する食品衛生監視員が食品製造業者などに立ち入って添加物の使用実態の調査や添加物の表示が正しく行われているかなどの検査を行います。検査の結果、添加物の規格基準に適合していなかったり、指定外添加物の使用が確認された場合には、食品衛生法違反として回収、廃棄などの措置がとられます。平成十四年度には、ＴＢＨＱ（*t*–ブチルハイドロキノン）を使用した冷凍食品やノルマルプロピルアルコールなどを使用した香料などの指定外添加物を使用した違反事例が多発しました。これらの原因の一つとしては食品製造業者や輸入業者の食品衛生法に関する知識不足が挙げられます。

一・七　輸入食品の違反事例と今後の対応

輸入食品における二〇〇一年の主な食品衛生法違反事例（厚生労働省食品監視統計より）では、最も多いのが添加物の使用基準違反です（食品衛生法第七条違反。六九四件。違反件数構成比は六五％）。また、わが国では指定（許可）していない添加物を使用したものが、一五三件もありました（食品衛生法第六条違反。違反件数構成比は一四％）。逆に、日本から米国に輸出した加工食品からも米国で年間数百件の違反品が摘発されています。これはまさに、輸出入国の規制の違いによるものであり、安全性とはあまり関係のない問題です。国際的には各国とも添加物についての定義は共通しており、問題は、食べ物の種類や量、食習慣の違いに起因する添加物の許可品目や使用基準などが国により異なっている点です。この問題を解決するため、各国とも国際的に安全性が確認され、かつ汎用されている添加物については、指定の方向で検討することになり、日本も同じ立場に立っています。

(一) フェロシアン化物の指定

平成十四年七月に中国から輸入された食塩からフェロシアン化物が検出されました。フェロシアン化物は、食塩の固結防止剤として欧米で長く使用されており、国際的にも安全性が確認されていますが、日本では許可されていませんでした。そこで国際的に安全性が確認され、かつ汎用されている点などから食品衛生法施行規則の一部を改正し、フェロシアン化物を添加物に指定しました（平成十四年八月一日公布、即日施行）。

(二) 新たに四六品目の添加物を指定の方向で検討

食品流通の国際化が進展する現状を踏まえ、国際的に安全性が確認され、かつ汎用されている添加物については指定の方向で検討していくことが、むしろ食の安全性を確保する上で重要になってきました。厚生労働省では、一定の条件を満たすもので必要性の高い四六品目の添加物について、二〇〇三年度中を目途に、調査会で安全性評価などを行い、指定の方向で審査することになっています。

一・八 食品添加物の分析法

食品中の食品添加物の分析法は、日本薬学会編『衛生試験法注解2000』（二〇〇〇）や厚生労働省監修『食品衛生検

査指針　食品添加物編』（二〇〇三）に最近の知見に基づいた簡便で高精度な方法が収載されています。

（鈴木　忍）

二　遺伝子組換え食品

二・一　遺伝子組換え作物の現状

植物の遺伝子組換え技術は、一九八〇年代にその技術がほぼ確立され、一九九〇年代後半には実用化の域に達して作物の生産が開始されました。米国やカナダでは毎年作付面積が増え、二〇〇三年六月に米国農務省農業統計部の発表した米国における遺伝子組換えダイズ、トウモロコシおよびワタの作付面積の割合を眺めてみますと、ダイズでは八一％、トウモロコシでは四〇％、ワタでは七三％にも達しています。これらのアメリカ的農業の象徴的な商品作物の日本国内での生産量は消費量に対して、ダイズはわずかに三％、トウモロコシやワタではほとんど〇％となっており、大部分を海外に依存しています。日本に輸入されるダイズやトウモロコシについては、分別流通のシステムが採用され、非遺伝子組換え作物と組換え作物を区別（通常は分別されたものとそうでないものという区別）されていますが、流通現場で完全に分別することは流通システム上困難であることから、いくつかの問題も発生しています。

二・二　安全性と表示

遺伝子組換え作物は生産の拡大、環境保全、食糧の安定供給など様々なメリットを生み出しましたが、一方では、倫理的な問題や遺伝子組換え技術そのものに対して不信感が存在しており、食品としての不安、環境影響に対する不安など様々な疑問が投げかけられています。安全性に関しては、従来の交配で得られたものとまったく同じであり、安全性も調べられていることから問題がないとする意見もありますが、長期間の摂食による人体への影響についてはまったく不明であることや、生態系の破壊を危惧している意見も見られます。現在、世の中に流通している食物の中でも、アレルギーの問題やアルカロイドの含有などを考えると、有害物質をまったく含まない食物というのはほとんどないと言って良いでしょう。しかしながら、それらが食物として存在しているのは、有害物質の含有量と栄養、おいしさなどのプラスのファクターとのバランスがあり、そしてさらに経験的に食物として認知されているからです。それを考えれば、遺伝子組換えというファクターを我々がどう捕らえるかによっても変わってきますが、しばらくの間は論議の対象となることと思います。

さて、遺伝子組換え作物の安全性評価はどこの国でも一定のルールに従って行われていますが、先に述べたように科学的な論議の他に問題もあって、非常にデリケートな問題であると思われます。日本での安全性審査は、導入されたあるいは導入の際に利用された遺伝子そのものの安全性の他に、栄養素の種類とその量、植物の持っているアルカロイドなどの有毒物質の種類とその量などについて従来の作物と比較をすることが行われています。さらに、食品のアレルゲンとなるのはタンパク質が多いことから、遺伝子の組換えにより新しく作られたタンパク質の性質やアレルギー性がないかの確認がされています。その結果として、平成十五年七月一日現在までに六七対象品種・品目の作物

（うち添加物として一二品目）について安全性審査の手続きがなされ、未審査の作物については輸入および販売が禁止されています。さらに、審査済みの遺伝子組換え作物については、食品衛生法および農林物資の規格化及び品質表示の適正化に関する法律（JAS法）による表示制度があります。そのポイントは次のようになります。

①「組み換えられたDNA及びこれによって生じるタンパク質が存在するもの」が表示の対象となります。醤油や大豆油などにはDNAやタンパク質が存在しないため表示は不要です。

②表示は「遺伝子組換え作物を原料とした場合」および「不分別の場合」に必要です。また、「非遺伝子組み換え作物を原料とした場合」は任意表示となります。

③加工食品への表示は、全原料中重量が上位三位以内で、かつ、原料中に占める重量が五％以上のものが対象となります。

④非遺伝子組換え作物であることの検証は、分別生産流通管理（注）の記録を確認することにより行います。また、記録があっても混入（意図せざる）は五％以内である必要があります。

（注）　分別生産流通管理：遺伝子組換え農産物及び非遺伝子組換え農産物を生産、流通及び加工の各段階で善良なる管理者の注意をもって、分別管理し、その旨を証明する書類により明確にした管理方法をいう。

この日本の制度は内容的に、食品のDNA残存率や検知技術の限界および流通の実態などを加味した極めて現実的な制度であると言えます。

二・三　検査技術

遺伝子組換え作物は、意図的に既存の作物と異なる成分を含有させたものや、その含有量に差を持たせたものを除くと、従来の作物の成分と同等であることを前提としているため、成分の組成や量には差がないといって良いでしょう。したがって、成分を調べるために従来行ってきた化学分析では、その違いを明らかにすることはできません。遺伝子組換え作物と非組換え作物の違いは、ＤＮＡとそのＤＮＡによって発現するタンパク質にあります。したがって、検査はＤＮＡを調べるＰＣＲ（Polymerase Chain Reaction）法およびタンパク質を調べる抗原抗体反応（ＥＬＩＳＡ法：Enzyme–Linked Immunosorbent Assay）が行われています。また、流通の現場では迅速検査法として抗原抗体反応の一種であるラテラルフロー法が用いられています。ＥＬＩＳＡ法は簡便である上に定量性もあり習熟した技術をあまり必要としませんが、タンパク質を検出するという性格上、試料が加熱などの加工処理が施されている場合はタンパク質が変性しているために検査ができません。したがって、加工処理された試料については検査ができないという大きな欠点があって、もっぱら生の農産物や乾燥した農産物を大量に検査したいときに用いられています。一方、ＰＣＲ法は多少加熱された試料であっても検査が可能で、加工食品の検査にもよく用いられます。しかしながら、加圧や発酵などの処理が行われてＤＮＡが残存していない加工食品や、ＤＮＡが精製除去されている食用油などの検査はできません。また、ＥＬＩＳＡ法と比較すると高度の検査技術や設備を必要とすることや、定量性に難があるなどの欠点があります。表示制度では分別生産流通管理の記録類により妥当性を確認する建前となっていますが、直接的な検証方法の必要性も高まっています。

二・四　今後の展望

遺伝子組換え技術は農産物に限ったものではなく、動物にも利用されています。また、医学の分野でも大いに期待をされており、無限の可能性を秘めている技術であることに違いはありません。しかしながら、先端技術であるが故に未知の部分が多いことも事実です。今後、遺伝子組換え技術を利用した食品はますます増えて行くと考えられますが、残念ながら、安全性評価、判別手法など評価に関する技術は立ち遅れています。これらの技術は少しずつ進歩はしていくと思いますが、安全性に関して科学的根拠に基づいた判断を下すにはまだまだ時間が必要であると思われます。

（渡井正俊）

三　外因性の内分泌かく乱化学物質

三・一　これまでの経緯

私たちの身の回りには合成洗剤、プラスチック製品、殺虫剤など様々な合成化学物質が存在しています。[1][2] 私たちが享受している豊かで快適な現代の日常生活は、これらの化学物質に支えられているといっても過言ではありません。使用されている化学物質の多くは、その開発段階で細胞や実験動物を用いた様々な観点からの毒性試験などの研究が

表3・1　内分泌かく乱化学物質問題の研究課題

	試験法スキーム検討	採取・分析法検討	低用量問題対策	暴露・疫学等調査	リスクコミュニケーション
ア　逆U字効果の解明（低用量問題）			◎		
イ　HTPS（超高速自動分析装置）を用いた対象物質の選定	◎				
ウ　ほ乳動物を用いたスクリーニング試験法の検討	◎				
エ　内分泌かく乱作用の同定・確認のための詳細試験方法	◎				
オ　試料の採取・分析方法の確立		◎			
カ　暴露・疫学的情報などの収集および解析				◎	
キ　リスクコミュニケーションの充実					◎

実施され、その結果として残留基準値や使用基準値が設定されて、その安全性が保証されてきました。

近年、有機塩素系農薬、プラスチック容器の可塑剤、洗浄剤中の界面活性剤などが、生体の内分泌系をかく乱し、ヒトの健康に影響を及ぼすとの懸念が指摘されています。

世界保健機関（ＷＨＯ）・国際化学物質安全計画（ＩＰＣＳ）では、内分泌かく乱化学物質を「内分泌系の機能に変化を与え、それによって個体やその子孫あるいは集団に有害な影響を引き起こす外因性の化学物質」と定義しています。また、一九九七年二月に開催されたスミソニアン・ワークショップでは「生体の恒常性、生殖、発生あるいは行動に関与する種々の生体内ホルモンの合成、分泌、体内輸送、結合、そしてホルモン作用そのもの、あるいはそのクリアランスなどの諸過程を阻害する性質を持つ外来性の物質」と定義しています。

内分泌系は、ヒトの様々な生体機能を複雑に制御しており、これがかく乱された場合、種々の健康影響が生じる可能性が危惧されています。現在のところ、内分泌系への薬理作用を期待して使用されたＤＥＳ（Diethylstilbestrol）の例を除き、化学物質が内分泌系をかく乱することによりヒトの健康に影響を与えるという確たる因果関係を示す報告はありません。また、環境からの確認された事例は今までのところありません。

内分泌かく乱作用[3]について、野生生物での具体例はいくつか知られています。その一つは、一九八〇年にフロリダのアポプカ湖で化学物質会社の事故により流出したジコホル（ケルセン）、DDTおよびその代謝物などによる汚染と、この湖のワニの個体数減少、通常の二倍に達する高値を検出したメスワニの血漿エストラジオール値との相関を巡る事例があります。しかし、その他の野生生物が環境からの化学物質による内分泌かく乱作用により有害な影響を受けたと確認された事例は今のところありません。

ホルモン作用を有する物質の例としては、医薬品のDESなどの合成ホルモン剤、DDTなどの有機塩素系の殺虫剤、PCBやダイオキシン類、合成洗剤や殺虫剤として使用されているアルキルフェノール類、ポリ塩化ビニルの可塑剤などに使用されるフタル酸エステル類、漁網や船底に使用されているトリブチルスズ、植物性エストロゲンなどが挙げられます。

内分泌かく乱化学物質問題については、現在もいくつかの重点課題を抱えて、研究が進められています（表3・1）。すなわち、①内分泌かく乱化学物質を検出する試験法のスキーム、②低用量の問題、③内分泌かく乱化学物質の測定法、④暴露・疫学等調査、⑤リスクコミュニケーションの五つのテーマが計画を立てて実行されています。

三・二　生活関連製品に由来する内分泌かく乱化学物質

食品用容器包装材料[4]の他におもちゃ、化粧品、建材などの日常用品・資材、理化学器材、医療用具などのような専門領域で使用されている製品には、多くの高分子素材が用いられています。これら生活関連製品から溶出する可塑剤、モノマー、重金属類などの中には内分泌かく乱作用を有する化学物質が含まれています。その代表的な例はおしゃぶり、ソフトトイなどのポリ塩化ビニル樹脂製おもちゃ、様々な食品工場、給食供給所などで使用されるポリ塩化ビニル製手袋から溶出するフタル酸エステル類で、唾液や食品への移行が報告されています。

（一）ビスフェノールA

ビスフェノールAは、ポリカーボネート樹脂、エポキシ樹脂をはじめフェノール樹脂、可塑性ポリエステルなどの原料、酸化防止剤、塩化ビニルの安定剤として用いられます。歯科材料のシーラント、缶詰の内側のコーティングにも用いられています。ビスフェノールAの国内生産量は、平成十年の統計で約二八万トンとなっています。ビスフェノールAの生産量の七〇％がポリカーボネートに、二五％がエポキシ樹脂に用いられています。これらを高温に加熱するとカーボネートが加水分解して、あるいは未反応のビスフェノールAが溶出してきます。

わが国の食品衛生法では、ビスフェノールAの溶出基準値を二・五ｐｐｍと定めています。これは、ラットの長期毒性試験において毒性のあらわれる最少投与量を五〇mg／kg体重／日とし、それに安全係数一〇〇〇分の一を掛けた〇・〇五mg／kg体重／日という許容摂取量に基づいています。ビスフェノールAの調査の結果、食器からの*n*-ヘプタンでの溶出試験で三九・一ｐｐｂを検出、缶飲料の調査で一三検体中一一検体から検出、最大値は二一三ｐｐｂという結果でした。食器・ほ乳瓶からのビスフェノールAの溶出が明らかになり、材質の転換が図られました。缶詰からの金属溶出を防ぐ内面コーティングからも食品への移行が指摘されて、材質の転換が図られています。

（二）　ノニルフェノール

4‐ノニルフェノール（NP）は生産量が多く、平成十二年度の統計で国内生産量は一九〇〇〇トンで、界面活性剤（ノニルフェノールポリエトキシレート）の合成原料であり、洗剤の原料、プラスチックの酸化防止剤、農薬の原料、塩化ビニルの安定剤として使用されます。また、トリスノニルフェノールホスファイト（酸化防止剤）やノニルフェノールポリエトキシレート（界面活性剤）が分解して生じます。

塩化ビニル製のラップでおにぎりやコロッケを包み、電子レンジで加熱すると、ノニルフェノールが食品に移ることが新聞報道されました。塩化ビニルの酸化防止剤として使用されているトリスノニルフェノールホスファイトが分解してノニルフェノールを生成したと推測されています。

塩化ビニルは、透明で、耐薬品性および難燃性に優れ、また、可塑剤の添加によりさまざまな軟度の製品を作ることができます。食品用途として業務用ラップフィルムに広範に使用されているほか、家庭用ラップフィルム、果物および野菜パック、梅干し、ところてんなどの容器に使用されています。その他、調理用手袋や玩具にも使用されています。塩化ビニリデンは、耐薬品性、耐水性、耐油性のほか、ガスや湿気の遮断性に特に優れ、家庭用ラップフィルムやソーセージ、チーズなどのケーシングフィルムなどに使用されています。

河村ら(5)は、ポリ塩化ビニルおよびポリ塩化ビニリデン製品中の残存添加剤を調査しました。試料〇・五gをシクロヘキサン‐2‐プロパノール（1：1）に三七℃で一晩静置して抽出、ノニルフェノールはポリ塩化ビニル製ラップ一六検体中一五検体から検出しています。

これらの指摘を受けて、家庭用のラップはノニルフェノールが溶出しないタイプのものに転換が図られていますが、一部業務用のラップでは転換が遅れていると言われています。

(三) フタル酸エステル類

塩化ビニル、塩化ビニリデン樹脂などを軟化させるために可塑剤が使用され、添加量は前者で三〇～五〇%、後者で一〇～一五%程度です。可塑剤として用いられるものにフタル酸エステル類、アジピン酸エステル、クエン酸エステル、リン酸エステルなどがありますが、一般にフタル酸エステル系が多く使用されます。

フタル酸エステル類は環境中での生分解性がよく、濃縮性や生物に対する一般毒性はそれほど高くないと言われていますが、その使用量が多いため、環境(空気、水、土壌)や生物からは常に検出されます。

福原ら[6]は、乳児用プラスチック製品からのフタル酸エステル類の溶出について調査しています。乳幼児が口に入れる可能性のあるプラスチック製品からフタル酸エステル類の水への溶出試験では、口に含むタイプの製品については、生活用品、おもちゃとも二一検体すべてに溶出は認められず、口に含まないタイプの製品(すべておもちゃ)一四検体からフタル酸ジプロピル、フタル酸ジブチル、フタル酸ジエチルヘキシル(DEHP)のいずれか一種、または三種全部の溶出が認められました。

平成十一年に外海[7]が食品中のフタル酸エステル類を調査した結果、市販弁当中からフタル酸エステル類の一種であるフタル酸ジ-2-エチルヘキシル(DEHP)が検出され、その主たる原因として可塑剤のDEHPを含む塩化ビニル製手袋の使用により、DEHPが食品に移行することが確認されています。

移行したDEHPの量は、弁当一食分でDEHPの動物実験結果(精巣毒性および生殖毒性)から求められる耐容一日摂取量(TDI)四〇～一四〇μg/kg/日とほぼ同程度の量となることから、厚生労働省は平成十二年六月にDE

HPを含む塩化ビニル製手袋の食品への使用を避けるように通知しています。

平成十三年八月、環境省[8]は陰膳調査を実施、全国九ブロックで各ブロック三家庭を選定し、連続する三日間の各一日を一検体として調査した結果、DEHPの最大値は三三〇μg／kgでした。これはTDIのおよそ二分の一～七分の一であり、規制の効果が確認されました。

さらに厚生労働省[9]は平成十四年八月、食品用の器具・容器包装、食品衛生法で規定するおもちゃの原材料への、特定のフタル酸エステル類を主成分とする合成樹脂の使用を規制するため、食品、添加物等の規格基準の一部改正を行いました。平成十五年八月一日の施行後は、油脂または脂肪性食品を含む食品に接触する器具または容器包装にフタル酸エステル類を含むポリ塩化ビニルを主成分とする合成樹脂を原材料として使うことが禁止されています。

三・三　内分泌かく乱化学物質の試験方法

内分泌かく乱化学物質[10]の食品中に存在する濃度は一般に低濃度であり、現在の分析測定技術レベルで信頼性の高い数値を得るには、分析装置や測定室の設備に加えて、測定・分析操作などに係わる一定水準以上の技術が要求されます。食品中の内分泌かく乱化学物質分析のガイドラインは厚生労働省から「内分泌かく乱化学物質問題の健康影響に関する検討会　中間報告書追補[4]」（平成十三年十二月二十六日）に記載されています。

フタル酸エステル類やビスフェノールAなどは、実験器具、実験に利用する水や室内空気から分析操作中に混入し、測定値のばらつきの原因となります。測定対象物質の測定環境からのコンタミネーション（汚染）をできるだけ軽減させた分析法を用いることが必要になります。

一般に化学物質の測定媒体中の濃度が微量であればあるほど、分析値および分析施設間のばらつきは大きくなります。内分泌かく乱化学物質の測定では、分析値の信頼性を確保し、保証するための精度管理、分析法バリデーションが必須事項となります。可能であれば、クロスチェックを他の分析機関に依頼して実施することも有効な精度管理の一つです。精度の高い分析を実施するためには、GC／MSやLC／MSのような分離分析法と同定能力の高い質量分析法を用い、その場合は同位体希釈法によることが望ましいとされています。

参考文献

（1）厚生労働省ホームページ：内分泌かく乱化学物質ホームページ「内分泌かく乱化学物質とは」http://www.nihs.go.jp

（2）厚生労働省ホームページ：内分泌かく乱化学物質ホームページ「食品関係分野の内分泌かく乱化学物質Q＆A」http://www.nihs.go.jp/edc/qanda/QA.html

（3）環境省：外因性内分泌かく乱化学物質問題への環境庁の対応方針について―環境ホルモン戦略計画SPEED'98、二〇〇〇年十一月版 http://www.env.go.jp/chemi/end/endindex.html

（4）厚生労働省：内分泌かく乱化学物質の健康影響に関する検討会 中間報告書追補（平成十三年十二月二六日）厚生労働省医薬局化学物質安全対策室 http://www.nihs.go.jp/edc/Chukan TF.pdf

（5）河村葉子他：食衛誌、四〇巻、二号、一五八―一六五頁（一九九九）

（6）福原知子他：生活衛生、四三巻、五号、一八九―一九四頁（一九九九）

（7）外海康秀：平成十二年度厚生労働科学研究分担研究報告書「フタル酸エステル類の食品汚染および摂取量に関する調査研究」

（8）環境省：平成十三年度内分泌かく乱化学物質に関する食事調査（フタル酸エステル類）

（9）厚生労働省医薬局食品保健部基準課通知 食品、添加物等の規格基準の一部改正について、食基発第〇八〇二〇〇一号

（平成十四年八月二日）
(10) 内分泌かく乱物質研究の最前線、季刊 化学総説、五〇号、日本化学会編（二〇〇一）

（小松一裕）

四　残留農薬

四・一　農薬についての考え方

農薬について考える場合、二つの視点から見ることができます。一点目は農作物を栽培する際に使用する病害虫や雑草を防除する資材として、二点目は食品中に残留する異物としての農薬ということになります。一点目では農薬を使用することにより農家にとって収穫量が多くなり、消費者にとっては価格が低下するということでベネフィット（利益）となるものですが、二点目では残留農薬ということで、消費者の口に入ってくるあまりありがたくないもの、リスクを伴うものとして見ることができます。両者は私たちの生活にとって非常に重要なことであり、現状ではどちらか一方を取るということは困難です。したがって、リスクをできるだけ少なくする農薬の使い方や規制の仕組みが必要になってきます。

平成十四年には輸入野菜の残留農薬[1]や無登録農薬[2]の問題が表面化し、大きな社会問題となりました。これらの問題に対応するため、農薬取締法や食品衛生法が改正されました。ここでは法律の改正点を中心に残留農薬について述べることにします。

四・二　農薬とは

農薬の定義は農林水産省が農薬取締法の中で規定しています。(注1) これは先に述べた農業場面で使用するという視点での定義であり、この考え方では同じ物質であっても農作物に対してではなく、家庭やオフィスの衛生害虫の駆除に使用する場合は「農薬」とは言えないことになります。ここでは世界的に農薬として使われている、または使われていた化学物質に焦点を絞って話を進めてゆきたいと思います。

(注1)　農薬取締法による農薬の定義
農作物（樹木及び農林産物を含む。）を害する菌、線虫、だに、昆虫、ねずみその他の動植物又はウイルスの防除に用いられる殺菌剤、殺虫剤その他の薬剤及び農作物等の生理機能の増進又は抑制に用いられる成長促進剤、発芽抑制剤その他の薬剤をいう。

四・三　農薬の種類

農薬を使用目的から見た場合、農薬取締法の定義にあるように害虫を防除する殺虫剤、病害を防除する殺菌剤、雑草を防除する除草剤、農作物の生育をコントロールする植物調節剤などに分類されます。物質として見た場合、化学合成品の他に天然物質、微生物産生品、微生物、天敵昆虫も農薬として使われています。

現在、国際的に食用作物に使用が認められている農薬は約七〇〇種あり、日本ではそのほぼ半数にあたる約三五〇種類が登録されています。(3) これを商品として見た場合、日本では平成十三年九月末日現在で、五二〇五品目が農薬として登録されています。

新たに開発され農薬として登録される物質は平成十二年十月～十三年九月の期間で三〇種ありました。その一方、農薬として使用（販売）する見込みのないものは順次、登録が削除されています。

四・四　農薬に対する法規制

（一）　輸入、製造、販売、使用に関する規制

農薬の輸入、製造、販売、使用に関する規制は農薬取締法によって行われています。種々の試験データを基に厳密な審査が行われ、これに合格したもののみが農薬として登録され、使用されています。登録された農薬は三年ごとに再登録の申請が必要であり、その都度データの見直しが行われています。この農薬取締法は昨年発生した無登録農薬の問題に対処するため改正されました。施行は（1）～（5）については平成十五年三月。（6）と（7）は七月、（8）については平成十六年六月となっています。改正の内容は以下のとおりです。[2]

（1）　無登録農薬の製造及び輸入の禁止

無登録農薬の製造及び輸入を禁止することとし、個人輸入を含めて水際の監視の徹底を図った。（改正前：無登録農薬の販売を禁止）

（2）　輸入代行業者による広告の制限

輸入代行業者が、インターネット等を通じて無登録農薬の個人輸入を勧誘している状況にかんがみ、これらの者に

よる広告を制限した。（改正前：製造業者、輸入業者及び販売業者の虚偽宣伝を禁止）

（3） 無登録農薬の使用規制の創設

一部農家が無登録農薬と知りながら、これを使用していた実態を踏まえ、無登録農薬を農作物等の防除に用いることを法的に禁止した。（改正前：作物残留性農薬等の使用規制、防除業者の届出、防除方法の変更命令）

（4） 農薬の使用基準の設定

農薬の使用に伴って、作物への残留等の問題が発生することを防止するため、農林水産大臣及び環境大臣は、使用者が遵守すべき基準を定めることとし、この基準に違反して農薬を使用してはならないこととした。（改正前：作物残留性農薬等の使用規制、防除業者の届出、防除方法の変更命令）

（5） 罰則の強化

同じ生産資材である飼料等に比べ、農薬に係る法律違反の罰則が低いこと、罰則があるにもかかわらず無登録農薬の違法販売が行われていたことを踏まえ、農薬取締法の罰則を飼料安全法と同等のレベルまで引き上げた。特に、法人の販売等に係る義務違反については最高刑を一億円とした。

（6） 違法農薬の販売に対する販売者への回収等の命令

無登録農薬や販売禁止農薬の販売が行われた場合に、販売者に対して当該農薬の回収その他必要な措置を命ずることができることとした。

（7） 農薬登録と残留農薬基準の整合性確保

農薬登録に関する基準の制定・改廃に際し、厚生労働大臣への意見聴取を義務づけることとした。

（8） いわゆる非農耕地専用除草剤に対する表示義務

農薬登録が無い、いわゆる非農耕地専用除草剤が、農薬として農作物等に使用されることがないよう、農薬として使用できない旨の表示を販売者に対して容器又は包装に義務づけると共に、小売店にも店頭での表示を義務づけた。

従来、農薬の登録は大部分が主要な農作物を対象としたものであり、生産量の少ない地域特産物は類似した主要農作物の使用法に準じた使用が暗黙の了解として行われていました。今回の法改正により今まで罰則規定の無かった農薬の使用場面にも厳しい罰則が課せられるようになりましたが、農薬登録の無い地域特産物（いわゆるマイナー作物：年間総生産量が三万トン未満の農作物）(注2)に関して暫定的な救済措置が取られています。

（注2）　マイナー作物に対する「経過措置」とは

対象とするマイナー作物に関して申請作物が属する区分に「登録保留基準」があるものに関して、その農薬を使用しないと農業生産に著しい支障がある場合、農薬使用方法を設定し、県知事が申請して、農水大臣が承認するというものです。平成十五年三月十日、四月一日、四月二十八日、七月二十九日の四回承認が行われ、六三八九件が承認されています。この経過措置申請に関して農薬の使用者が遵守しなければならない事項としては

一、都道府県に使用の要望を行った者のみが使用できる。

二、使用の要望を行った者は、都道府県の指導を受けて使用すること。

三、承認された農薬と農作物等以外には、使用しないこと。

また、使用者は、農薬使用について、記帳を行い、必要に応じて、残留農薬調査を行い、安全性を確認することが求められています。

農薬に対する規制が厳しくなったことに対応し、原材料に照らし農作物等、人畜等に害を及ぼすおそれの無いことが明らかなもの等については、農薬であっても別扱いのものとして農林水産省と環境省が共同で「特定農薬（特定防除資材）」に指定し、通常の登録作業を行わなくても使用できるようになりました。現時点では平成十五年三月四日付

農林水産省／環境省告示第一号により「重曹」、「食酢」および「地場で生息する天敵」が指定されました。このほかにも数種のものが指定を検討されています。

（二） 食品中の残留農薬に対する規制

現在、食品（農作物）に対する農薬の残留を規制する基準値には環境大臣が定める「農薬登録保留基準値」(注3)(4)および厚生労働大臣が食品衛生法において定める「食品、添加物等の規格基準の残留基準値」(5)（いわゆる残留農薬基準値）」の二種があります。

残留農薬基準値は食品中の残留農薬を規制する基準値ですが、農薬登録保留基準値は残留農薬基準の設定されていない農薬または作物について環境大臣が定め、農林水産大臣が農薬に対して登録を認可する際、農薬を処理した農作物における残留状況を判断するための尺度として用いられる基準で、食品中への残留を規制するものではありません。農薬と作物の組合せにおいて二つの基準値が同時に設定されることはなく、どちらか一方の基準値が設定されています。これは農薬の登録をスムーズに行うためのシステムとして、まず登録の時点で登録保留基準値が設定され、その後、残留農薬基準に移行するという形で運用されてきました。今回の法改正により平成十五年六月三十日に告示された登録保留基準値を最後に、新規の設定は行われず、今後、残留農薬基準値に一本化されることになりました。

（注3） 環境省農薬登録保留基準

農薬登録保留基準には作物残留に係るもの以外に土壌中で長期に残留する農薬を規制する「土壌残留に係る登録保留基準」、水田で使用する農薬を対象とした「水質汚濁に係る登録保留基準」、水産動植物に対する影響を考慮した「水産動植物に対する毒性に係る登録保留基準」の三種がありますが、ここでは「作物残留に係る登録保留基準値」に限定しています。

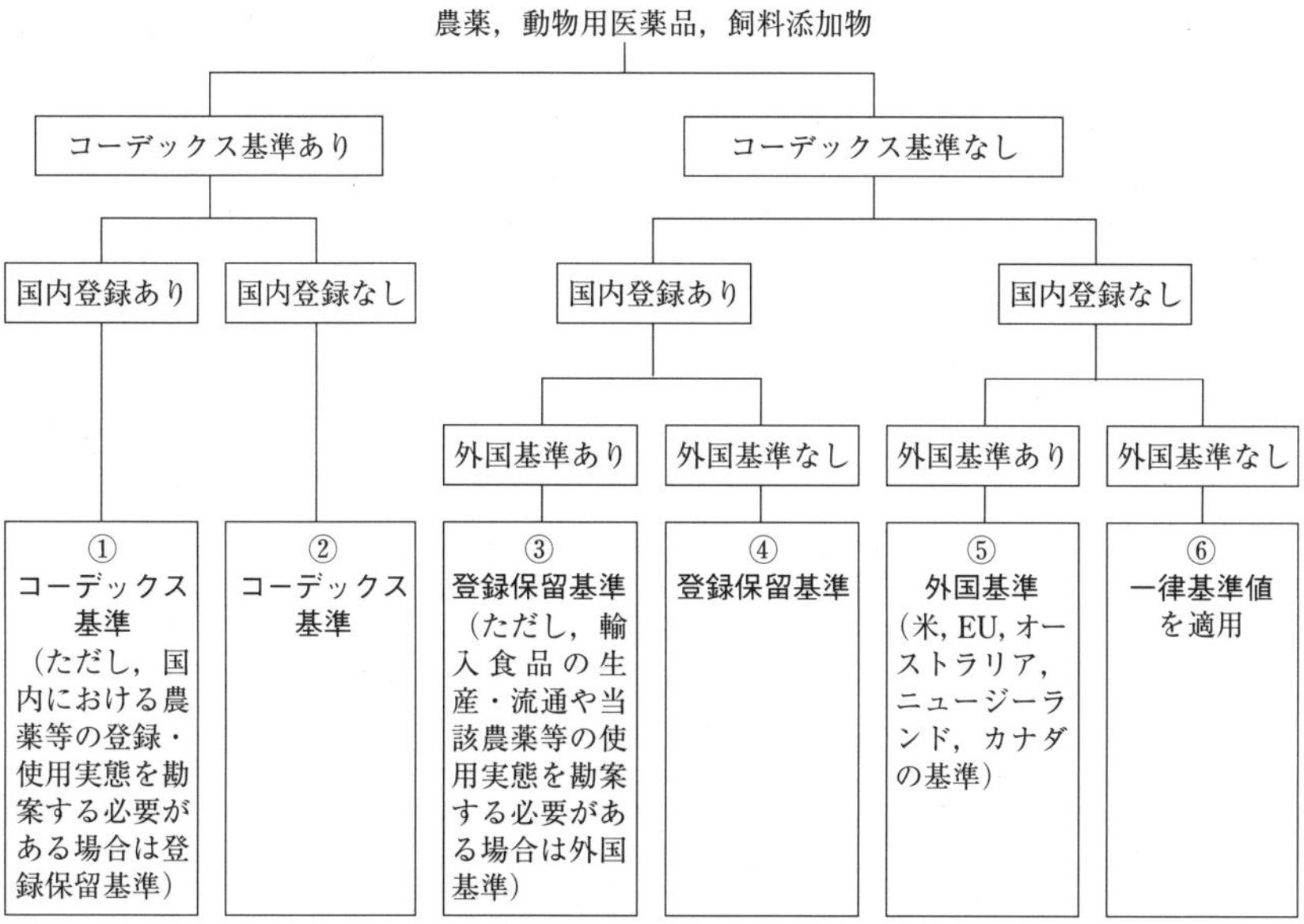

図3･1　暫定基準値設定の流れ

残留農薬基準値は国際的に農作物に使用されている農薬約七〇〇種のうち、二二九種に対して設定されています。対象となる食品（農作物）数は約一三〇品目ですが、ここに記載のない食品については各食品群ごとに「上記以外の・・・」として基準値が設定されていますので、ほぼ全ての食品が対象となっているといえます。

加工食品への対応としては、平成十四年に問題となったブランチング処理など簡易に加工された農作物については、既に基準値がそのまま適用されることが示されています。

現在の規制はネガティブリスト制と言い、設定された基準値を超過したものについて規制されることになっていますが、今回の食品衛生法の改正により、設定された基準値まで残留が許容されるポジティブリスト制へ移行することになりました。しかし、正式な基準値を設定するためには毒性試験のデータや残留試験のデータを綿密に検討する必要があり、かなりの時間を要してしまうため、基準値が設定されていない農薬、食品に対しては三年以内に暫定基準値を設定することになりました。その設定方法は厚生労働省より案（図3・

1）が示されています。その中では個別の基準値が設定されていないものに対して最大リスクを見込んだ一律基準値が設定されることになっています。

ポジティブリスト制への移行は平成十八年五月までに行われる予定になっています[6][7]。

四・五　農薬の残留分析

基準値の設定されている農薬の分析法は環境省からは個別分析法が、厚生労働省からは個別分析法と分析法が類似した農薬をグルーピングした多成分同時分析法が告示されています[8]。原則としてこの分析法を用いて分析を行うことになりますが、分析法の精度が告示試験法と同等またはそれ以上の精度を有する方法であれば採用しても良いことになっています。なお、分析法を大幅に変更する場合には分析対象としている物質が告示試験法で対象としている物質と同一になっていることが必要です。

四・六　ま　と　め

農薬に関する法規制に焦点をあてて述べてみましたが、食品中に残留する農薬の問題[9][10]は他の食品衛生上の問題と比較してさほどの緊急性はないと考えます。ただし、農薬は生体に対して影響を与えることを目的として作られた化学物質ですので、その挙動については十分注意する必要があります。国内で登録のある農薬については毒性、残留性、環境中での挙動などについて種々のデータがあり、それらを元に使用法、残留基準が設定されているので使用法を遵守している限り、問題が発生することは少ないと考えます。とはいえ、日本は食糧自給率が低く、輸入食品に頼らざるをえない部分が大きい状況にあること、国内における農薬使用について使用法が遵守されていることを確認することなどから、定期的な残留実態の確認は食の安全を守る上で必要なことと考えます。

参考文献

（1）厚生労働省ホームページ　http://www.mhlw.go.jp/
（2）農林水産省ホームページ「農薬コーナー」　http://www.maff.go.jp/nouyaku/
（3）独立行政法人　農薬検査所ホームページ　http://www.acis.go.jp/
（4）環境省：農薬登録保留基準値及び試験法　http://www.env.go.jp/water/dojo/noyaku/index.htm
（5）厚生労働省食品化学情報（残留農薬基準値等）　http://www.ffcr.or.jp/zaidan/FFCRHOME.nsf/pages/info.mhw
（6）薬事・食品衛生審議会食品衛生分科会毒性部会・残留農薬部会・乳肉水産食品部会合同部会（平成十五年六月二十七日開催）配付資料　http://www.mhlw.go.jp/shingi/2003/06/s0627-22.html
（7）薬事・食品衛生審議会食品衛生分科会農薬・動物用医薬品部会（平成十五年八月一日開催）配付資料　http://www.mhlw.go.jp/shingi/2003/08/s0801-8.html
（8）今月の農業編集室編：改訂四版　農薬登録保留基準ハンドブック、化学工業日報社（二〇〇三）
（9）食品衛生研究会編：食品中の残留農薬Q＆A、中央法規出版（二〇〇一）
（10）上路雅子、永山敏広：食品安全性セミナー3　残留農薬、細貝祐太郎、松本昌雄監修、中央法規出版（二〇〇二）

（藪崎　隆）

五　有害微生物

本節では細菌性食中毒の特徴や原因菌の新しい検出法の概要と、細菌汚染によって引き起こされる食品の異常（変敗食品）の検査法などについて説明します。

五・一　微生物による食中毒発生状況

食品の製造環境の改善や製造後の流通環境の整備が充実し、それらに関するハードもソフトも巷にあふれています。にもかかわらず、この二〇数年間、食品を媒体とした腸管感染症（いわゆる「食中毒」）は減少していません。このことは図3・2を見ていただければ一目瞭然です。むしろ平成八年以降、事件数は急激に増加していることが分かります。これは平成八年に腸管出血性大腸菌Ｏ１５７による集団食中毒事件が発生し、これを契機に市民や医療関係者の意識が高まったことにより、届出の件数が増加したものと考えられます。一方、患者数の推移を見ても年間三万～四万人で減少傾向はまったくといってよいほど見られません。食中毒の発生件数はこれまで医師からの届出のみでカウントされてきました。新しい食品安全基本法では、早期の対策実現のために保健所長が調査をすることが可能になりました。そうなると、統計上の食中毒発生件数、患者数ともに増加するはずです。

さて、食の欧米化に伴い食中毒の原因微生物も大きく様変わりしてきました。かつては島国日本の食の特徴として、

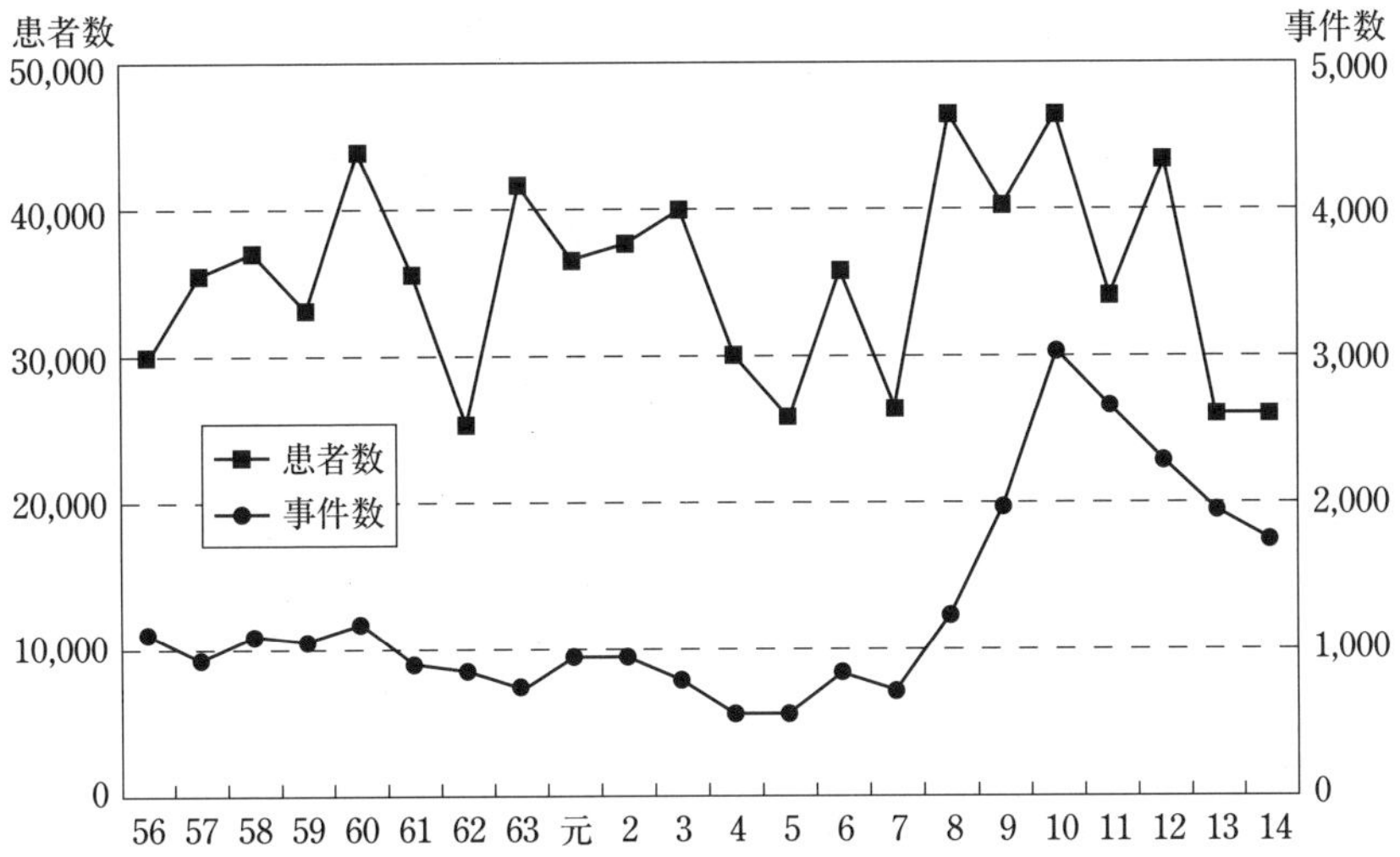

図 3·2　食中毒の患者数と事件数の推移

海産物由来の腸炎ビブリオによる食中毒が圧倒的に優勢でした。それが肉食嗜好の流れとともに、欧米同様サルモネラが食中毒原因菌の主役となってきました。さらに、平成十年から統計を取り始めたカキなどの貝類に起因する小型球形ウイルス（最近ノロウイルスと命名）が、平成十三年以降はわが国の食中毒患者数のトップです。多分むかしから小型球形ウイルスによる食中毒は存在していたと思われますが、「病原性が認識されるようになった」、「検査法が確立した」などの理由で統計数値が増加したのです。このような現象は今後も起こる可能性があります。さらなる懸念は、何か事故が起こったときにその微生物に関する知識を持ち合わせていなければ、それが微生物に起因することすら認識できない可能性がある、ということです。そうならないためにも、また迅速に対応するためにも、微生物に関する豊富な知識をもっておく必要があると考えます。これは製造者だけでなく、流通関係者、もちろん消費者にも言えることです。

す。

五・二　食中毒菌検査法の進歩

食中毒を引き起こす各微生物の特徴・性状や発症時の症状などについては多くの成書があるので参照していただくこととし、ここでは検出の方法および食品における各種異常品の例とその分析手法などについて言及することにしま

食中毒原因微生物の大半は細菌です。これらの食中毒細菌を検出する方法はコッホや北里柴三郎の時代から連綿と研究され、非常に洗練されたものになっています。基本的な発想は、目的の細菌だけを選択的に増殖させるよう工夫された液体培地や寒天培地を用いて細菌を分離し、その細菌について本当に原因菌かどうかを確認していく、というものです。培地に選択性を持たせるための選択剤や菌を特定するための最低限の性状試験の取捨選択は見事で、細菌の同定（学名を決めること）という観点からも最も洗練された手法と見ることができます。しかし、培養という手法をとるために、時間がかかるという難点があります。例えばサルモネラの検査では最終的に陽性と判定されるまでに五日間ほど要するため、日配食品や生ものでは後手に回ってしまうこともあります。

一方、近年の遺伝子技術の発展により、迅速に結果が得られる手法が開発されてきました。その代表がＰＣＲ法(注)と呼ばれるものです。これは、それぞれの病原菌に固有の遺伝子部分が検出されるか否かを見て判定する方法です。例えば、腸管出血性大腸菌Ｏ１５７：Ｈ７はベロ毒素を産生することにより重篤《じゅうとく》な症状を発現します。腸管出血性大腸菌Ｏ１５７は菌体ＤＮＡの中にこのベロ毒素を産生するための遺伝子をもっています。したがってこの遺伝子を検出することで、その菌が腸管出血性大腸菌Ｏ１５７であるか否かを判定できるのです。しかも検出操作に要する時間がわずか四時間程度と、非常に短時間で結果がわかるのが特徴です。近年、ＰＣＲによる菌種の特定や検出に関して

様々なキットや機器が開発されており、わが国の検査法においても主流になりつつあります。

（注）ＰＣＲ：Polymerase Chain Reaction の略で、特定の遺伝子領域を何万倍にも増幅する酵素反応のこと。

五・三　食品の異常と微生物

加圧・加熱殺菌した食品（レトルト食品や缶詰など）以外には基本的に微生物は存在しているものです。そこに存在している微生物は食品が製品となった瞬間から増殖の機会をうかがっています。したがって、それぞれの業者は出荷後の流通、販売の間に微生物を増殖させない対策を講じなければなりません。さらに、それを購入した消費者もその食品の特性を理解し、保存方法を考え、調理方法を考える必要があります。これが新しい「食品安全基本法」で記載された『事業者の責務』であり、『消費者の役割』であると考えられます。

食品の異常で代表的なものといえば、酸っぱくなる（酸敗）、膨らむ（膨張）、色がおかしい（変色）、カビが生えているなどですが、これらの異常品が教えてくれることは何でしょうか。それは、少なくとも一種類以上の微生物がその食品中で増殖したことを意味しており、何らかの微生物汚染を受け、流通・販売・消費者のどこかの過程で増殖の機会を与えてしまったことだと考えられます。単に酸っぱくなっただけなら事故ですみますが、病原菌も共に増殖していたならば、食中毒事件になることも考えられます。

事故や事件が発生してしまった場合、まず行うことは原因微生物の特定（同定）です。ヒトに重篤な症状をもたらす危険な微生物かもしれないからです。次に（というか同時並行ですが）、その微生物がどこで食品を汚染したか、の調査となります。製造者の側の例を以下に述べます。各種原料、製造ライン、作業者の手指などを対象にして微生物検査を行います。さらに、各サンプルから得られた微生物が製品からの微生物と同じかどうかを調べます。従来は同定という手法で汚染源を確定していましたが、最近では得られた微生物の遺伝子パターンを比較することで容易に、しかも短時間で確定できるようになってきました。遺伝子パターンの比較は別名遺伝子のフィンガープリント法とも言われます。フィンガープリントとは「指紋」のことで、遺伝子パターンを指紋になぞらえて、人の犯罪捜査での利用とまったく同じ使い方ができるのです。つまり、製品から検出された微生物の指紋（遺伝子パターン）と一致した微生物の由来を見れば、それが汚染源であると推定できるのです。微生物の検出に利用されているＰＣＲとともに、遺伝子技術は日常の微生物検査においても気軽に用いられ、今後もますます新しい技術が開発されてくることと思います。

食品を汚染する微生物との戦いは永遠に続くでしょう。確かに新しい技術が開発され、微生物検査は迅速さと簡便さを兼ね備えたものになってきています。しかし、将来とも不変の課題は、消費者も含めて食品の製造、流通、販売に携わる人々が食品微生物に関して正しい知識をもち、意見や知見を交換し合い、総合的に考えていくことだと思います。

（吉田信一郎）

六　プリオン

六・一　プリオンとは

プリオン（Prion）はヒトのクロイツフェルト・ヤコブ病（ＣＪＤ）、ウシ海綿状脳症（ＢＳＥ）、ヒツジ・ヤギのスクレーピーあるいはシカ類の慢性消耗病（Chronic Westing Disease, CWD）など、伝達性で長い潜伏期を経て発症する中枢神経変性性疾患の病原体の総称です。宿主の細胞膜に存在する正常プリオンタンパク質（Cellular Prion Protein, PrP^{C}）の高次構造が変わった異常プリオンタンパク質（Scrapie form PrP, PrP^{Sc}）の凝集したものがプリオンです。餌あるいは食事などによって外部からプリオンが侵入して、このものが種・鋳型となってプリオンの複製増殖が起きますが、ヒトでは自発的にPrP^{C}がPrP^{Sc}に変わる場合があります。プリオン自身は遺伝子のないタンパク凝集物のため、通常の消毒・殺菌処理では壊れません。

哺乳動物のPrPのアミノ酸配列が互いに高度に類似しているため[1]、プリオンは異種にも伝達できると考えられます。しかし、わずかに違いがあるために、同種に比べ異種間の伝達にはプリオンの量が多く必要であり、潜伏期も長く、伝達効率も悪いなどの「種の壁」の現象があります[2]。ＢＳＥのプリオンを接種したマウスの五〇％を発症させるために必要な量は、同種であるウシの場合のおよそ五〇〇倍です[3]。残念ながらヒトはどの程度必要か分かっていません。自然感染のＢＳＥの潜伏期は平均五年、スクレーピーの場合は三・五年ですが、非常に幅があります。これは、プリオンの量が多ければ潜伏期間は短縮し、少なければ延長するためです。パプアニューギニアで食人の習慣によって伝播していたクールー（Kuru）病では三〇年以上の潜伏期間も知られています。[4] このため、少量でもプリオンを取り込んだ場合、死ぬまで発症する可能性があります。

六・二　ＢＳＥと他のプリオン病との関連

英国では古くからスクレーピーが知られていました。スクレーピーのヒツジが原料に混じって生産された肉骨粉を餌として与えられたためウシに伝播し、ウシで増幅・拡散したと考えられています。[5] 一方、ヒトでは感染と関わりなく、主として六〇歳以後に発生する孤発性ＣＪＤあるいは比較的若く発症する遺伝性のＣＪＤが知られています。ウシのPrP遺伝子に突然変異がおき自発性のプリオン病が発生し、これが元となってＢＳＥが発生したという考えもあります。[6] いずれにしても結論は出ておりません。ＢＳＥは汚染した食品や餌を介してヒト、飼い猫、動物園で飼育されていたウシ科およびネコ科の動物などに伝達しました。[7] ヒトの変異型ＣＪＤ（ｖＣＪＤ）はじめ、ＢＳＥが伝達した異種動物のプリオンの特徴は互いに似ていて、ＢＳＥの特徴と類似しています。[8] 実験的にヒツジにＢＳＥプリオンを経口投与すると伝達します。[9] ヒツジやヤギにも肉骨粉が与えられていたためヒツジ・ヤギにＢＳＥが発生することが考えられます。[10] しかし、スクレーピーとの鑑別の困難さから野外例は未だ見つかっていません。スクレーピーはヒトに伝播しないことが疫学的に分かっていますが、ヒツジのＢＳＥプリオンも同様か否か分からず憂慮されています。

六・三　ＢＳＥ診断の仕組み

プリオンは宿主のタンパク質に由来するため抗体が産生されないし、遺伝子もないため、通常の感染症で行われる血清診断や遺伝子診断ができません。このため、臨床症状と、病理組織学的に診断が行われてきました。プリオンタンパク質に対する抗体が作製されるようになって、免疫学的にプリオンの構成員であるPrP^{Sc}を検出して診断できるようになりました。ＥＬＩＳＡ法やウエスタンブロット（ＷＢ）法などの免疫生化学的な方法と、組織を免疫学的に染色する免疫組織化学（ＩＨＣ）があります。わが国ではＥＬＩＳＡ法はスクリーニング検査に、ＷＢとＩＨＣが確認検査に用いられています。ＢＳＥのプリオンはウシの脳や脊髄などの中枢神経系組織、三叉神経節、背根神経節と回腸遠位部に検出されます[3]。神経細胞の空胞（液胞）変性と星状膠細胞《せいじょうこうさいぼう》（アストログリア）の増勢によって特徴づけられる病変は発症近くまで認められません。しかし、延髄の閂《かんぬき》部には安定してプリオンが検出されるため、この部位を検査対象として免疫学的な検査が行われます。スクリーニング検査では閂部から造った脳乳剤をタンパク質分解酵素プロテイナーゼＫで消化してPrP^{C}を除去し、ブタノールを加えて遠心した沈殿に変性剤を加えて加熱し、残存するPrP^{Sc}を変性・分散させてＥＬＩＳＡ法で検出します。この方法の感度はマウスに接種して調べる方法に匹敵します[11]。ＷＢ法は変性させた試料をＳＤＳポリアクリルアミドゲル電気泳動によりタンパク質を展開し、特殊な膜（ＰＶＤＦ膜）にタンパク質を電気的に移して抗体により検出します。いずれも抗体に標識してある酵素の作用を頼りにPrP^{Sc}の存在を知ります。ＷＢ法は手順が煩雑ですが、ＥＬＩＳＡ法より幾らか感度も高く、反応を可視的なパターンとして観察するため、非特異反応も区別できる利点があります。ＩＨＣでは酵素反応によってできた褐色の沈着物の有無を顕微鏡で調べます。

六・四　BSEのヒトへの感染

BSEは食品を介して経口的にヒトへ感染したと考えられています。感染源はプリオンを含む脳・脊髄そのものあるいは、それらで汚染した牛肉および機械的に背骨から回収した屑肉（ここには背根神経節が混入する可能性がある）などが考えられますが、特定されていません。国際獣疫局では脳、眼、脊髄、回腸遠位部、頭蓋に加え、二〇〇二年に脊椎（背根神経節が付着している）もプリオンが含まれる可能性のある組織として特定危険部位に指定しました。わが国でも脊椎以外は同様に指定して除去・焼却を義務づけています。食品衛生委員会は脊椎を危険性のある部位として認定し、厚生労働省でその除去および処理方法を現在検討している段階です。

六・五　BSE再発防止への法的規制

BSEは飼料によって伝播するため、汚染飼料を排除すれば新たな感染が起きません。非汚染飼料で育った牛が汚染した飼料を摂取した可能性のある牛と置き換われば確実にBSEが駆逐されます。英国では一九八八年七月に反芻《はんすう》動物由来のタンパク質を反芻動物に与えることを法で禁じましたが、その後に生まれた牛に五二〇〇〇例以上のBSEが発症しました[7]。豚、鶏用の飼料との交差汚染など反芻動物タンパク質による牛飼料の汚染が続いたためであり、一九九六年三月に全ての家畜に肉骨粉を給与することを禁止しました。わが国では、一九九六年四月、農林水産省は反芻動物由来肉骨粉を牛に与えないよう通達による指導を行い、二〇〇一年九月に至って始めて法的に禁止しました。また、禁止されていなかった魚粉に哺乳動物タンパク質の混入が確認されたため、二〇〇二年二月には牛飼料生産に魚粉の使用を法的に禁止しました。これらのわが国の対応を見ると英国の経験を生かしたとはいえませんが、何とか法的に飼料の安全性の確保がなされました。

六・六　ＢＳＥの教訓

家畜から食肉が生産される際に骨などの食用にならない部分が産業廃棄物として多量に排出されます。また、家畜伝染病以外で斃死《へいし》した家畜も産業廃棄物となります。これらを原料として廉価な肥料および肉骨粉などの飼料を生産することは、資源の有効利用と同時に環境保全にも貢献します。一方、外国産畜産物の輸入の圧力の下で、低価格牛乳の生産を強いられた農家にとって、生産性向上による経営維持のため、廉価でタンパク質およびミネラルに富んだ肉骨粉を含む濃厚飼料の使用は抵抗がなかったと思われます。消費者も、ＢＳＥの発生がなければ、高価な植物性濃厚飼料を用いて生産され、さらに畜産産業廃棄物の処理にかかるコストが上乗せされた高価格な乳・肉などを受け入れたでしょうか。食品は原料生産の段階から安全性が確保されなければ、重金属、農薬さらに、プリオン等々、食品の加工段階の安全性確保では対応できないものがあります。農林水産省の行政は生産振興に偏重し、家畜は食品の原料でありながら、飼育段階から安全な食品を生産するという認識が希薄でした[12]。さらに、食品衛生を職掌する厚生労働省を含めて、日本の行政は食品が持つリスクの評価・分析とリスクの管理を同じところが行ってきました。わが国では行政が各種規制の下に安全性の確保に努めてきたため、消費者自身が選択して安全性を確保することを忘れてしまったのではないかと思います。行政が最大限安全性確保に努力したとしても、あくまで現在の科学の知見・技術の範囲内の努力であって、リスクが〇％となることはあり得ないことです。

不幸なＢＳＥ発生に端を発して、「ＢＳＥ問題に関する調査検討委員会」により農林および厚生行政が検討された結果、食品に係わるリスク評価・分析を内閣府に新たに設置された食品安全委員会が担当することとなりました。この評価を基に行政がリスク管理を行います。行政は集積された情報を公開し、一方、消費者も情報に基づいた選択ができるようになることが必要と思われます。安全は決して安くはないし、努力をしなければ手に入らないことを消費者は学び、家畜の生産者は安全な食品の原料を造るという自覚を、また、行政は国民の安全が原点であることを再確認できれば、多額なＢＳＥ関連費用も無駄ではなかったはずです。自発性プリオン病であれ、感染によるプリオン病であれ、蓄積したプリオンは感染性です。自発性プリオン病は何時発生するか分かりませんし予防もできません。例え今回のＢＳＥ発生が終息しても、自発性プリオン病発生の可能性がある限り食品の安全性を確保するためには絶えざる監視が必要です。

参考文献

（1）主なプリオン蛋白質（PrP）前駆体のアミノ酸配列（附図）、人と動物のプリオン病、品川森一・立石潤・山内一也監修、近代出版（二〇〇三）
（2）品川森一：人と動物のプリオン病、品川森一・立石潤・山内一也監修、九一頁、近代出版（二〇〇三）
（3）EU SSC：Update of the Opinion on TSE Infectivity Distribution in Ruminant Tissues., November（2002）
（4）L. G. Goldfarb：*Microbes Infect.*, **4**, 875（2002）
（5）J. W. Wilesmith *et al.*：*Vet. Rec.*, **128**, 199（1991）
（6）BSE Inquiry Report, The Stationery Office, London（2000）
（7）Bovine spongiform encephalopathy in Great Britain, A progress report, MAFF, June（2000）

（8）M. E. Bruce : Prions and Brain Diseases in Animal and Humans, D.R.O. Morrison ed., p.297, Plenum Press, New York and London（1998）
（9）J.D. Foster *et al.* : *Vet. Rec.*, **133**, 339（1993）
（10）R. R. Kao *et al.* : *Science*, **295**, 332（2002）
（11）J.P. Deslys *et al.* : *Nature*, **409**, 476（2001）
（12）ＢＳＥ問題に関する調査検討委員会報告（二〇〇二）

（品川森一）

七　放射線照射

七・一　照射食品とは

食品や農産物に放射線を照射する技術を食品照射、放射線を照射した食品のことを照射食品と呼んでいます。食品照射は、わが国ではバレイショの発芽抑制にしか利用されていませんが、外国では、香辛料や肉の殺菌、穀物や果実の殺虫などにも利用されています。食品照射に利用される放射線は、コバルト60およびセシウム１３７のガンマ線、エネルギーが一〇〇〇万電子ボルト（一〇ＭeV）以下の電子線、エネルギーが五〇〇万電子ボルト（五ＭeV）以下のエックス線に限られています。これは、放射線を照射した食品の中に放射能が誘導されるのを防ぐためです。これらの放射線を使用するかぎり、放射線を照射した食品が放射能を帯びる心配はありませんが、照射食品を食べても本当に大丈夫かどうかは皆の関心事であり、照射食品の安全性については徹底的に検討する必要があります。実は、照射食品がヒトの健康に及ぼす影響については、安全性よりも広い概念の健全性が検討されています。健全性とは、毒性学的安全性、微生物学的安全性、栄養学的適格性の三項目を総合した概念です。

七・二　照射食品の健全性

(一)　毒性学的安全性

照射した食品および食品成分を投与した動物や微生物を用いて毒性試験や安全性試験が実施され、急性毒性、慢性毒性、発がん性、遺伝毒性、細胞毒性、催奇形性、変異原性などについて検討がなされてきました。その結果、照射した食品にはこれらの毒性が認められないという結論が得られました。特に国際的に問題となったのが、照射小麦を摂取するとポリプロイド(染色体異常の一種)が増加するというインドの実験であり、わが国をはじめ多くの国で追試が行われ、このような問題のないことが明らかにされました。

(二)　微生物学的安全性

食品を照射すると、食品の微生物相が変化したり(例えば、腐敗菌が死滅して病原菌だけが生残する)、微生物の毒素産生能が増加したり、食品の加工やヒトの免疫力では制御できない病原性微生物が突然変異により生じて、ヒトの健康が害される可能性について検討する必要があります。このような危険性を調べるための研究は数多く実施されており、その結果、このような心配のないことが明らかになっています。特に、穀物に接種したカビを照射するとアフラトキシン産生能が増加するのではという懸念が持たれていましたが、その後の実験により、照射の有無にかかわらず、カビの初発菌数が少ないとアフラトキシン産生能が上昇することが明らかになり、照射とアフラトキシン産生能には直接関係はないという結論が出されています。

（三）　栄養学的適格性

もしも放射線を照射して栄養成分が大きく減少すれば、食品としての価値がなくなってしまいます。照射食品における栄養学的に重要なものはビタミン類です。リボフラビン、ニコチン酸、ビタミンDのようなビタミンは放射線に対して比較的安定ですが、ビタミンA、B_1、C、E、Kのようなビタミンは、放射線照射により比較的容易に分解されます。しかし、これらの栄養成分の分解は加熱や酸化によっても起こります。一kGy（キログレイ）以下の低線量を照射した食品における栄養価の損失は問題になるほどのものではありません。一～一〇kGyの中線量照射する場合には、ある種の栄養成分の損失が起こりますが、実際の食生活を考えると、食品照射に伴う栄養成分の損失は問題とはなりません。

（四）　照射食品の健全性試験の歴史と国際機関の見解

国連食糧農業機関（FAO）、国際原子力機関（IAEA）、世界保健機関（WHO）の国際機関は合同で一九七〇～一九八一年の期間、国際食品照射プロジェクト（IFIP）を実施しました。IFIPは、一〇kGy以下の線量を照射した食品を対象とした世界中で行われている種々の動物試験に対して、統一性を持たせるとともに、動物試験に関する情報交換の場を設け、さらに照射食品の安全性に関する独自の委託試験も行いました。ＩＦＩＰと並行して、各国で、独自に、照射食品の健全性を検討するためのプロジェクトが実施され、多くの試験研究が行われました。

これらの国際プロジェクトや各国の試験結果に基づいて、一九八〇年にＦＡＯ／ＩＡＥＡ／ＷＨＯ合同の照射食品の健全性に関する専門家委員会（ＪＥＣＦＩ）は、「平均線量が一〇ｋGy以下の放射線を照射したいかなる食品も毒性を示すことはなく、したがって、一〇ｋGy以下照射した食品の毒性試験はこれ以上行う必要がない。さらに、一〇ｋGy以下の平均線量を照射した食品は、特別の栄養学的な問題や微生物学的な問題もない」という結論を出しました。この勧告を受けて、一九八三年にＦＡＯ／ＷＨＯ国際食品規格委員会（コーデックス委員会）は、食品に一〇ｋGy以下の線量の放射線を適切に照射して国際間で流通させるための基本的な規格として、「照射食品に関する国際一般規格」と「食品照射実施に関する国際規範」を作成しました。これらが照射食品と食品照射実施の国際的なルールの基本となっています。

このような国際機関、各国政府における照射食品の健全性に対する評価にもかかわらず、各国で照射食品に対する不安や反対運動があるので、ＷＨＯは一九九四年に照射食品の健全性について再評価し、問題のないことを再確認しています。この結果については、ＷＨＯから"Safety and Nutritional Adequacy of Irradiated Food"という本の形で公式の見解として公表されています[1]。

さらに、一九九七年九月にはＷＨＯの専門家委員会が一〇ｋGy以上照射した食品の健全性についても問題がないという見解を出しており、この結果に基づいて、二〇〇三年六月には、食品照射の平均線量の上限を一〇ｋGyにしつつも、コーデックスの関連文書が一部改訂されました。

（五）　わが国における健全性試験

わが国においては、一九六七年から一九八一年の期間、食品照射特定総合研究が実施され、バレイショ（発芽抑制）、タマネギ（発芽抑制）、米（殺虫）、小麦（殺虫）、ウインナーソーセージ（殺菌）、水産練り製品（殺菌）、ミカン（表面殺菌）を対象とした試験研究が行われました。この試験研究において、これら七品目の照射食品の健全性は問題のないことが明らかにされています。この結果に基づいて、一九七二年にバレイショのガンマ線照射が許可されて、一九七四年一月から北海道の士幌でバレイショの照射が実施されています。

さらに、国際的に疑問を投げかけられている問題について再検討するとともに、新しい評価手法で照射食品の健全性を評価することが必要であるとの認識から、一九八六年から一九九一年までの六年間、日本アイソトープ協会に「食品照射研究委員会」を設けて、誘導放射能、食品成分の変化、変異原性、微生物学的安全性について、最新の手法を用いて再試験を行いました。(2) その結果においても、照射食品の健全性に問題のないことが確認されています。

七・三　照射食品の検知

一九九〇年代の前半には、ＩＡＥＡとＦＡＯが「食品の照射処理の検出のための国際プロジェクト」を実施し、さらにヨーロッパ内でも同様なプロジェクトが実施され、いくつかの有望な照射食品の検知技術が開発されました。その後、ＥＵの発足に伴い、ヨーロッパにおいては検知技術の公定化が進み、二〇〇二年初めの時点で以下の方法がＥＵの公定法となっています。

最も有効な技術が熱発光法です。熱発光法は、食品に付着している無機のケイ酸化合物の励起に伴う発光を測定しているものであり、香辛料や乾燥野菜などの食品からポリタングステン酸を用いて分離した無機のケイ酸化合物の熱発光を測定することにより、信頼性の高い検知技術を得ることができます。この方法は、砂や土などの無機物が得られるかぎり、あらゆる食品に利用することが可能です。検知可能な線量の下限は、香辛料やハーブが六kGy、貝類が〇・五～二・五kGy、生鮮野菜・果実が一kGy、乾燥野菜・果実が八kGy、バレイショが五〇Gyです。

もう一つの有効な物理計測法として電子スピン共鳴（ESR）があります。放射線照射に伴って生成するラジカルがカルシウムやセルロースの中に比較的長時間残存することを利用するものです。食品に付着・含有される骨のESRスペクトルを分析することにより、畜肉、食鳥肉、魚の照射の有無を判別することができます。検出限界は、畜肉、食鳥肉、魚が〇・五kGy、乾燥ピスタチオナッツが二kGy、パプリカが五kGy、種子を分析するイチゴが一・五kGy、ベリー類が〇・五kGyです。さらに、乾燥したイチジク、マンゴー、パパイヤ、レーズンに析出する砂糖結晶のESRスペクトル測定により照射処理の検知を行うことができ、この場合の検出限界は一kGyです。

化学的な方法として、脂質の放射線分解により生成する2-アルキルシクロブタノンおよび炭化水素の分析があります。この方法は肉などの照射処理の検出に利用することができます。2-アルキルシクロブタノン法は、脂質が分解して生成するパルミチン酸およびステアリン酸由来の2-ドデシルシクロブタノンおよび2-テトラデシルシクロブタノンを検出するものであり、〇・五kGy以上照射された鶏肉、一kGy以上照射された液卵および豚肉を検知することができます。

また、脂質の構成脂肪酸の分解生成物である炭素数が一個あるいは二個少ない炭化水素を分析することにより、〇・五kGy以上照射した鶏肉、豚肉、牛肉、カマンベールチーズ、および〇・三kGy以上照射したアボカド、パパイヤ、マンゴーを検知することができます。

今まで紹介した技術は照射の有無を判断する検知技術ですが、それら以外に、測定・観察の対象が放射線照射に特異的ではないために照射の有無について判断するものではなく、照射した可能性のある食品を選び出すためのスクリーニング法があります。スクリーニング法により照射の可能性があると判断した場合には、上記の検知技術で照射の有無を確認することになります。スクリーニング技術としては、ＤＮＡコメットアッセイおよび全菌数／生菌数の比（ＤＥＦＴ／ＡＰＣ法）の二種類があります。

最近、光励起発光法（Photostimulated Luminescence：ＰＬＳ法）も公定法となりました。この方法は、極めて強い光を試料に当てることにより、放射線照射された試料中の鉱物を励起発光させ、その光を測定するものです。熱発光法と異なり、加熱しないので、有機物の存在は問題とならず、香辛料などを前処理なしに直接測定できます。ＰＬＳ法は、これらの利点がありますが、光環境下での貯蔵により発光が減少するなどの問題があり、スクリーニング法として利用することになっています。

さらに、ここに紹介した熱発光法、ＥＳＲ法、炭化水素法、２-アルキルシクロブタノン法は、いずれも、二〇〇一年に開催されたコーデックスの第二十三回サンプリング分析法部会で承認され、その結果を踏まえて、二〇〇一年七月に開催された第二十四回コーデックス委員会で採択され、国際的な方法として認知されました。これら以外にも、いくつかの有効な方法が開発されており、照射食品の検知は可能であるというのが、現在の専門家の見解です。

参考文献

（1）World Health Organization：Safety and Nutritional Adequacy of Irradiated Food, WHO, Geneva（1994）

（2）食品照射研究委員会：研究成果最終報告書、日本アイソトープ協会（一九九二）

（林　徹）

八　水産系食品

魚介類の消化酵素は、内臓（消化器官など）や筋肉に含まれ、生きているうちは、ほどよく機能していますが、死後は機能を失って腐敗しやすくなります。また、脂肪を分解する酵素は劣化現象を促進して不快臭を発して酸敗するようになります。このような作用を遅らせるために、冷蔵や冷凍の保存技術に工夫が必要となってきます。多くは水分含量を減少するなどして加工品として付加価値を得ています。

脂肪に含まれる高度不飽和脂肪酸は、生体を調節する機能をもつ成分が含まれ栄養効果が注目されています。しかし、高度不飽和脂肪酸は、著しく酸化されやすく、酸化は触媒的に進行して品質の劣化をまねきやすくなります。鉄、銅、コバルト、マンガンなどの重金属類は酸化を促進します。

水域環境も無視することができません。過去の公害事例が示すように、水質汚濁が直接的にも食品汚染に関与することから魚介類由来の健康障害の関心は高まっています。

このように、安全性確保は、いかに危害性要因のリスク（危険度）を抑制し、排除して品質の安定を図るかという努力目標として理解するとき、品質管理の体制を構築することは重要な課題となります。

食品安全基本法では、リスク評価（食品健康影響評価）やリスク管理を食の安全への取り組みとしています。

八・一　水産系食品の危害性要因

水産系加工食品の安全性確保のための危害性要因としては、生物的危害、化学的危害、物理的危害に分類されます。生物的危害としては、毒素型細菌のボツリヌス菌、黄色ブドウ球菌、セレウス菌、感染型細菌のサルモネラ、腸炎ビブリオ、カンピロバクター、ウエルシュ菌、ナグビブリオ、リステリア、病原性大腸菌、ウイルスとして小型球形ウイルス（ＳＲＳＶ）、寄生虫としてアニサキスなど、天然に存在する化学的危害としてヒスタミン、貝毒（麻痺性貝毒・下痢性貝毒）、シガテラ毒など、食品添加物などの化学的危害として抗生物質、合成抗菌剤など、環境由来の化学的危害として農薬、殺虫剤、ＰＣＢなど、物理的危害として金属、ガラス、陶器、プラスチックの破片などがあり、これらは、一連の危害性要因と見なされています。

八・二　水産系食品の栄養効果

魚介類の脂質の高度不飽和脂肪酸には、ＥＰＡ（エイコサペンタエン酸）やＤＨＡ（ドコサヘキサエン酸）が多く含まれていることが知られ、生活習慣病（脳梗塞や動脈硬化、糖尿病などの疾患）の予防や脳の発育などの生体機能を調節する効果が確かめられています。さらに、タコ、イカ、貝、エビ、カニ類に多く含まれるタウリンはアミノ酸の一種で生活習慣病の予防や血圧降下、血中コレステロールの低下などの生理作用が確認されています。また、サケ、イクラ、タイ、エビなどの赤橙色の色素アスタキサンチンは、ビタミンＥより優れた抗酸化作用が明らかとされ、活性酸素由来の諸疾患を抑制する効果が期待されています[1]。

八・三　添加物

食品添加物は、食品成分の一種と考えるべきでしょう。食品添加物指定には、必要性と安全性が確認されており、合法的に使用される食品添加物を危険視するには当たらないといえます。しかし、スジコ・イクラに使用される亜硝酸ナトリウム（$NaNO_2$）の発色剤は、ボツリヌス菌の抑制効果が期待されますが、亜硝酸ナトリウムが食品成分と結合変化してできるニトロソ化合物は、強力な発がん性物質としても知られています。しかし法定基準値（五ｐｐｍ）の検査により安全性は確保されています(2)。

八・四　表示

食品の偽装表示が相次ぐなかで、食品表示についての消費者への信頼確保に向けて、賞味期限と品質保持期限を「賞味期限」に統一することが平成十五年七月三十一日に告示され、二年間の猶予期間をもって表示が義務づけられるようになりました。魚介類の名称については、四月から統一する指針（ガイドライン）が適用され、魚介類は種名（標準和名）が原則として表示されます。

生鮮魚介類の生産水域名の表示ガイドラインや水産加工食品の原料原産地表示品目についても検討が行われています(3)。

八・五　検　査　法

水産系食品の検査は品質管理体制の一環として、良質なものを消費者に提供する意味で行うものです。有害物を排除し、表示と内容物が一致しているという保証が求められます。特に、輸入食品の監視体制により安全性が確保されることが強く期待されています。

検査法には、試料を任意に抜き取る（試料一部抽出）検査や、五感による官能検査、製品の特質、味、香、色、外観などを順位づける順位法などがあります。また、食品添加物や抗生物質などは理化学的試験法（分析試験）により、特定物質を検出して判定します。また一方、微生物学的試験としては、一般生菌数、腸炎ビブリオや大腸菌など、法定検査法が実施されています。

八・六　生鮮魚介類やその加工のＨＡＣＣＰ方式による衛生管理

食品の安全性確保に向けて、品質や衛生を保証する管理システムとして、ＨＡＣＣＰは逐次功を奏して不可欠なものとなっています。ＦＡＯ／ＷＨＯ合同食品規格委員会（コーデックス委員会）も各国への導入と採用を推奨しています。ＨＡＣＣＰ方式は、これまでの最終製品検査で品質と衛生を確保するという方法とは異なり、より科学的に原料から最終製品まで危害性要因を特定して、品質と衛生の管理を充実する体系を作り出す方式で、水産物の製造基準に採用されています。

食品は有益でなくてはなりません。食品に起因する健康障害は、生産から消費に至る全過程で、危害性要因を排除することが肝要であり、良質で成分の変化が少ない、栄養価の高い食品が求められます。ことに水産食品にとって、栄養価が期待される中で、全過程での衛生管理の充実を図り安全性確保を現実のものとするには、水質汚濁による食品汚染の影響も密接な関連事項として重要です。

参考文献

（1）水産物の栄養面での特徴（平成十一年度漁業白書より抜粋）、長坂豊道：塩蔵すじこ・イクラの知識抄、*New Food Industry*, **33**, No.4（1991）、長坂豊道：魚卵製品の不飽和脂肪酸、食の科学、通巻一三九号（一九八九）

（2）長坂豊道：イクラとスジコの塩蔵加工の品質評価、食の科学、通巻九七号（一九八六）

（3）食品衛生法施行規則等の一部改正について（食安発第〇七三一〇〇一号、平成十五年七月三十一日）。厚生労働省医薬食品局食品安全部：水産物加工品の原料原産地表示品目のあり方（中間取りまとめ）（平成十五年六月）。農林水産省　水産物表示検討会

（長坂豊道）

九　食品中のアレルゲン

九・一　アレルギー物質を含む食品の表示

食品を摂取することでアナフィラキシーなどの重篤《じゅうとく》な症状を示し、病院で治療を受ける事故例が近年増えています。

表3・2 特定原材料の表示に関連する法律等

・平成13年厚生労働省令第23号 食品衛生法施行規則及び乳及び乳製品の成分規格等に関する省令の一部を改正する省令（平成13年3月15日）
・平成13年厚生労働省告示第71号 乳を原材料とする加工食品に係る表示の基準を定める件（平成13年3月15日）
・通知 食発第79号，食企発第2号，食監発第46号，食企発第5号，食監発第49号

わが国ではソバによる呼吸困難などが食品アレルギーの代表例として古くから知られていましたが、最近の調査によると従来から知られていた卵や牛乳などの他に、小麦、魚介類、果物に対するアレルギーも高い頻度で見られるようになってきました。このような事実を踏まえ、厚生労働省は平成十三年三月十五日に「食品衛生法施行規則及び乳及び乳製品の成分規格等に関する省令の一部を改正する省令」（平成十三年厚生労働省令第二十三号）を発出し、アレルギー物質を含む食品の表示を義務づけました。食品衛生法施行規則別表第五の二に収載されたのは、臨床症例の多い卵、乳、小麦の上位三品目と重篤な症状を示すソバおよび落花生の計五種類です。当初予定された他の一九品目は、通知により「表示を奨励する」にとどめられました。

次いで、特定原材料に関する標準分析法が「アレルギー物質を含む食品の検査方法について」（平成十四年十一月六日）として公表されました。特定原材料（卵、乳、小麦、ソバ、落花生）の検査方法としては二種類のＥＬＩＳＡ法が採用され、ＥＬＩＳＡ法陽性判定の確認方法として卵、乳についてはウエスタンブロット法が、小麦、ソバ、落花生についてはＰＣＲ法が採用されました。また、これらの試験により特定原材料が当該食品中に一〇ｐｐｍ以上存在する場合、基本的には表示することと定められました。

このような経緯で定められた法律および試験法ですが、様々な課題を抱えているのも事実です。

九・二　試験方法の問題点

まず、試験方法上の問題点として、(1)検査キットを指定したために、新しいキットを開発するという競争原理が働かなくなりました。この点は、国が主導して新たなキットの開発あるいは改良を促すことで解決することができると考えます。(2)二種類のELISAキットで標的タンパク質が違うため、測定値が一致しないことがあります。一方のキットは、卵白アルブミン、牛乳α-カゼイン、小麦グリアジン、ソバ主要タンパク質、落花生Ara h2を含む低分子量タンパク質など精製抗原を認識する抗体を用いたのに対し、もう一方は各特定原材料に対して複合抗原認識抗体を用いたという違いがあります。そのために食品中の特定原材料の測定値が一致しない例がでてきました。特に表示義務となる一〇ppm付近で測定値が異なるときは、表示すべきかどうか判断に迷うところです。この点については、製造記録の確認と複数サンプルでの試験などを行って、最終判断すべきです。(3)スクリーニング法と確認方法で結果が異なる場合があります。これは、ELISA法がタンパク質を、PCR法がDNAを標的とするためで、現状では避けられない問題です。(4)試験方法につきものの偽陽性、偽陰性が避けられません。今回の法律制定の背景から考えて、試験法上偽陰性を避ける、つまり実際には入っているのに検出できないという事態を避けられる試験法が望ましいと思われます。この試験は、食品の製造に用いた原材料を検出するものです。個人ごとに異なっているアレルゲンを検出する試験ではないことを念頭に置き、食品事故を未然に防ぐような対応が必要です。一方で、実際には入っていないのに表示されているという「虚偽表示」の問題が生じかねないことも事実です。この点は表示の方法を工夫・改善する必要があります。(5)試験方法通知の前文にもあるとおり、「加工による変化・分解や抽出効率の変動により、本検査法による特定原材料総タンパク質含有量の測定結果は実際の含有量と必ずしも一致しない」

ことが多くあります。これは食品からの特定原材料の抽出方法に問題があると考えられます。含有量あるいは仕込量と一致する結果が得られる試験方法を開発することが急務です。

九・三　表示方法における課題

一方で、試験結果あるいは製造記録に基づいて行う特定原材料の表示方法についても課題は多くあります。そもそも成分表示という形態をとった背景には、「アレルギーのある人は一般的に、自分がどの物質でアレルギーを起こすかを知っているため、表示の方法は警告ではなく、原材料を明記するだけで十分」という判断がありました。しかし、表示を読みこなすことは一般の消費者にとってかなり難しいことであり、事故を防ぐためには消費者に分かりやすい表示をする必要があります。また、特定原材料の量についても分かるような表示方法が望まれます。

九・四　食品アレルギーとアレルゲンの研究

ところで、食品アレルギーについては科学的にどの程度わかっているのでしょうか？　実は現象論を除いてはほとんど解明されていないというのが実態であり、発症機序には不明な点が多々あります。概論的には、食品成分のうち、アレルゲンとなるものが口を通じて体内に取り込まれ、腸管に達し、腸管壁を通り抜けて、リンパ管あるいは血管（門脈）に出現し、免疫系と出会った時に症状を発現するとされています。生後数年は、腸管壁のバリアや腸管免疫系は完成しておらず、アレルゲンの侵入を抑える免疫グロブリンAも十分に産生されていないため、乳幼児にアトピー性皮膚炎が多いとする研究もあります。しかし、食品の成分であるタンパク質などが巨大分子のまま消化管壁を通り抜ける機構や、血中での存在形態や存在量などは不明の点が多いままです。また、これらが体内でどのように分布するのか、排泄されるのか、またアレルギーの諸症状との関連も明確ではありません。さらなる研究が望まれる分野です。

食品中のアレルギーを引き起こす成分に関する研究は急速に進展しています。アレルゲンは分子量が一万〜一〇万で、加熱や酵素処理（消化、加水分解）あるは酸に対して安定で、類似のエピトープを繰り返す一次構造を持つなどは古くから知られてきたところです。近年では、原因食品とは異なるものでアレルギー反応が引き起こされる症例、例えば、ゴムにアレルギーを有するヒトがアボカドやバナナを食べて口の周囲に強い発疹が生じた例のエピトープ解析などから、植物では感染特異的タンパク質や防御タンパク質などが一次構造の相同性を示すことが交差反応性の原因であることが分かってきました。一方で、食品は種々の工程を経て製造されるため、新たなアレルゲン生成やアレルゲン性の増大なども知られるようになってきました。β-ラクトグロブリンは乳糖と加熱するとアレルゲン活性が高くなるとか、大豆タンパク質はマロンジアルデハイドによる修飾を受けると抗原性が高まるなどです。一方で、オボアルブミンはグルコースとある条件で反応してアレルゲン活性を失うことや、リンゴのアレルゲンは酸化されると活性を失うとの報告もあります。このような食品成分間の相互作用も今後の研究課題です。

アレルギーを引き起こす可能性がある成分を表示させるという制度を日本が世界に先駆けて整えたことは高く評価できます。一方で、不十分な点があることも事実です。その改善のためには、アレルギー患者の協力を得て、発症と食品中のアレルゲンの量との関係、あるいは血中濃度との関係などの科学的な知見が欠かせません。また、アレルギーは症状が多彩で個人差が大きく、根本的な治療法が無いため、主として症状観察と食事指導が治療の要となることから、食品に対する患者および医師の知識の向上も必要です。「アレルギー事故を未然に防ぐとともに、アレルギー患者が豊かな食生活をおくることができるように」という法の制定の精神に則って、患者、医師そして製造者さらに行政が協力することで、より良い制度に変わっていくものと期待します。

（佐藤秀隆）

第四章　これからの食品製造企業の安全戦略

一　HACCP対応工場における安全・安心への取り組み（明治乳業）

平成十五年五月三十日に食品衛生法が大幅に改定され公布されました。これは、平成十三年のBSE発生や偽装表示問題などを契機として、食品の安全性に関する消費者の不安や不信が高まったため、それらを払拭することを第一の目的としたものです。

また、近年、総合衛生管理製造過程承認施設において重大な食中毒事件を引き起こした事例が発生したことから、今回の法改正でもこの点に言及しています。

改定された食品衛生法ではHACCPはますます重要になり、それが国際的にも認知されている素晴らしい品質管理技術であることから広く普及させなければなりません。わが国のHACCPの運用は、地方厚生局や直接指導する現地の保健所の考え方の違いにより、さらには事業者ごとにその考え方が大きく様変わりし、個別に独立して立案し運用されていると考えられます。

本節では、わが社の「安全」「安心」を保証するために、HACCPシステムとそれを補助するその他のシステムなどがどのように連携されて立案し運用しているか、その一部を紹介します。

一・一　わが社の品質保証の基本的な考え方

わが社の品質保証を直接運用する部としての品質保証部は、かつては品質管理部でしたが、製造物責任法（PL法）の制定により、より広い視野でお客様のクレームに対応することが必要という観点から名称を変えました。

（一）品質保証部の基本的なコンセプト

① 消費者の立場に立った品質保証、すなわちお客様に健康危害を与えないように適切に対処する。

② 社内では黒子（夜回り、事故の未然防止）に徹することと、常に現場を見て現場と一緒に解決するが、問題解決を現場に全面的にまかせず、必ず一緒にすることが必要である。

③ 品質保証部は自転車のハブのようなもので、事故発生時には各部門（生産、営業、工場、研究所）の情報を一括して集中管理し、その対応についても一括して発信する。これが迅速に対応する方法の一つである。

④ 問題解決は本質を解決することを目的とする。緊急避難は一時的な措置である。

⑤ 現場の意見を聞く耳を持つ。「やらないこと」と「やれないこと」を区別する。

⑥ 信頼され、愛される部門。

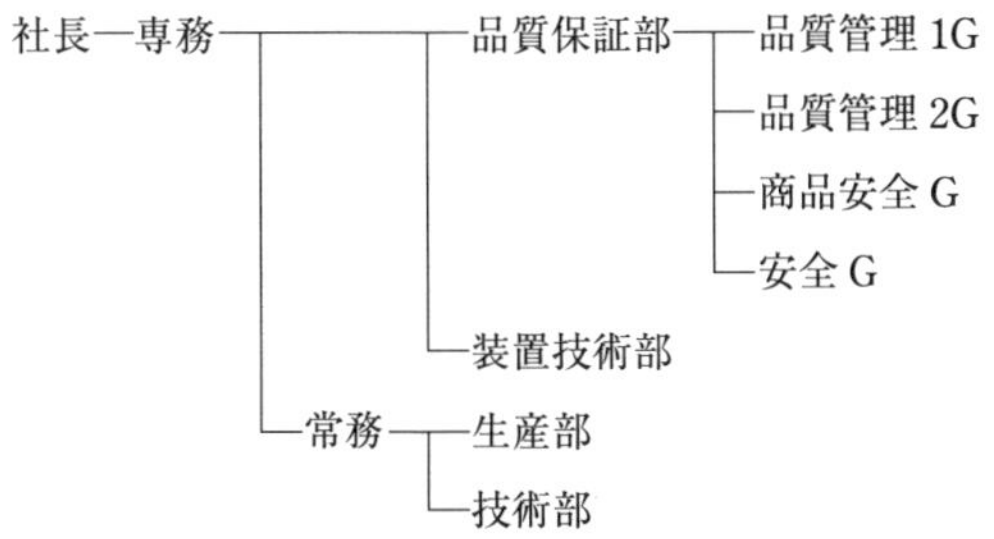

図 **4・1**　品質保証部の社内での位置づけ

（二）　品質保証部の位置づけと業務内容

ＨＡＣＣＰ導入以来、品質担当者は社長直轄にすべきであるという風潮が一般的になりました。わが社も製造の最高トップである専務直轄（社長直轄ではない）になりました（図４・１）。品質保証部の業務は工場の品質を確認、指導、改善し、品質に関する標準を作成する品質管理グループ（二グループ）、品質監査、ＨＡＣＣＰの指導・厚生労働省対応、新商品の安全性を設計段階で確認する商品安全グループ、それに労働安全を担当する安全グループの四グループから成っています。品質管理グループは粉ミルク、調製粉乳、バター、チーズを担当する品質管理１Ｇと牛乳、乳飲料、発酵乳などの液状製品を担当する品質管理２Ｇとに分かれます。

一・二　わが社の品質保証の実施例

わが社はＨＡＣＣＰに基づいて品質を管理していますが、それだけでは品質管理は十分ではありません。ＨＡＣＣＰ導入以前から自主的に管理してきた技術がたくさんあります。それらがクモの巣状に絡み合ってわが社の品質を支えています。それらの一部を紹介します。

（一）　わが社の**ＨＡＣＣＰ**に対する考え方

厚生労働省は総合衛生管理製造過程対象の食品として、牛乳、特別牛乳、殺菌山羊《やぎ》乳、部分脱脂乳、脱脂乳、加工乳、クリーム、アイスクリーム類、無糖れん乳、無糖脱脂れん乳、はっ酵乳、乳酸菌飲料、乳飲料の一三種類の乳・

乳製品を指定しています（平成十五年度から脱脂粉乳が追加されました）。これらの対象食品は、地方厚生局や保健所がメーカーを随時監視しているので、担当者のモラルや技能も非常に高いものがあります。随時監視され立入検査される工場の緊張感は当然高く、申請書と寸分違わない作業を要求されてきます。事実、後述する社内監査を実施しても内容的には十分評価できるものでした。

一方、わが社は厚生労働省の総合衛生管理製造過程の対象にならない乳製品も製造しています。ＨＡＣＣＰの有効性は社内外で高い評価を受けていますので、それらの製品にもＨＡＣＣＰによる品質保証体制（社内ＨＡＣＣＰ承認制度）を導入しました。この制度は、総合衛生管理製造過程外のバター、プロセスチーズ、脱脂濃縮乳、加糖れん乳、全粉乳、脱脂粉乳、ホエーパウダー、乳等を主要原料とする食品、さらには乳製品以外の冷凍食品にも導入しました。

同時にＨＡＣＣＰに対する考え方（運用方法）を全社的に改定しました。まず、ＨＡＣＣＰの管理基準値を三つにし、より工場管理の現実に近いものにしました。従来、ＨＡＣＣＰの書物には管理値としてはＣＬしか存在しませんでした。そのため、ややもするとＣＬ自体が甘く設定され、ＨＡＣＣＰを導入する前と比較して管理が甘くなったという現場の声が強くなってきました。すなわち、従来から本社が指導してきたこととあまりにも隔たってきた現場の管理値に何らかの手を打つ必要性が生じました。そこで、元々存在するＣＬの定義を再考してみました。ＣＬとは限界値を意味し、それを逸脱した製品が何らかの検査で製品の安全性が確認できるとは言い切れません。安全性を証明するためには多大の労力を要するし、それが出来た時点では製品の出荷は不可能であると考えました。その証明が近い将来か、それとも未来永劫になるかは不明なためＣＬ＝限界値と定義し、これを逸脱した製品の安全性は保証できないことと結論付けました。しかし、ＣＬだけでは先に述べたように管理が甘くなり、製品品質のばらつきが大きくなる

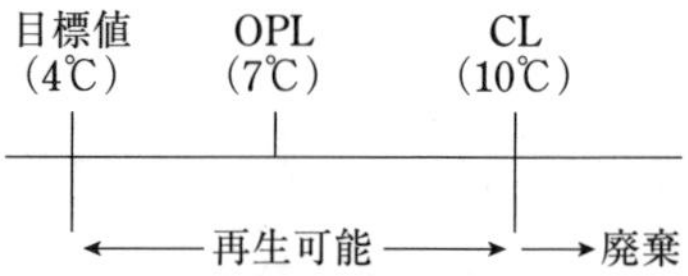

図4・2　総合衛生管理製造過程での目標値，OPL値およびCL値との関係（例：冷蔵庫）

傾向があります。それを補うものとしてＯＰＬ（Operational Limit）と目標値（Target Lebel）の二つの管理値を追加しました。ＯＰＬは「その先に発生するＣＬを回避するための現場が行動を開始する管理値」であると定義しました。ＯＰＬを上回った（下回った）時点では製品の安全性は十分確保されており、その他の管理項目が満足されていれば他への転用も可能であることを意味します。ＣＬとＯＰＬは一つの危害に対して一つしか存在せず、特にＣＬはその値以上（以下）の範囲であれば安全が十分確保され、ＯＰＬはその値以上（以下）になると行動を開始する値です。一方、目標値は他の二つの管理値とは異なり管理幅をもっています。この管理幅は従来の品質管理の標準偏差や上限値（ＵＣＬ）や下限値（ＬＣＬ）に相当します。その管理値が逸脱（管理幅を逸脱）しても設備を微調整をするだけで十分対応でき、製品に対してはなんら是正措置をとる必要はありません。冷蔵庫を例に取りこれらの三つの管理値の関係を図４・２に示しました。

一般的衛生管理についてもＣＣＰ同様、管理基準値を三つにしました。しかし、一般的衛生管理には原則としてＣＬは存在しないから日常管理としては目標値とＯＰＬで十分であると考えています。

一般的にＨＡＣＣＰなどの新しい管理システムを導入した際、事業者が陥りがちな欠点は導入したら作業は全て終了したと勘違いすることです。ＨＡＣＣＰはＰＤＣＡ（Plan, Do, Check, Action）サイクルをきちんと回して、その正当性を常時評価していくことが肝要で、そのためにはシステムの導入はシステムを稼働させる出発点に過ぎません。システムの良否はある程度稼働させてみないと分からないこともあることから、稼働後の評価が重要であることは当然です。そこでわが社は内部監査を実施しています。内部監査は、導入したＨＡＣＣＰシステムに従って衛生管理が適切に行われているかを工場ごとに確認し、その正当性を証明するために現場でHACCPの記録を調査したり、作業状況とHACCP総括表との整合性を確認したりするとともに最終製品の定期的な検査を行っています。この作業は大規模工場は毎年、それ以外の工場は隔年実施しています。監査の報告書は工場が実施した改善報告書と共に社長宛に提出し、トップに製造現場の現状を認識してもらうと共に監査のステータスの維持向上に努めました。

現場が作成する改善報告書は、本社が日報の改善を指摘した場合、改善した日報を添付することは当然です。しかしそれだけでは不十分で、日報を改善したことにより発生する作業手順書の改訂、さらにはそれらを教育したことを証明する教育記録を添付するよう義務づけることにより、PDCAサイクルを回しました。その結果非常に分厚いものとなりますが、成果は着実に上がってきました（図4・3）。

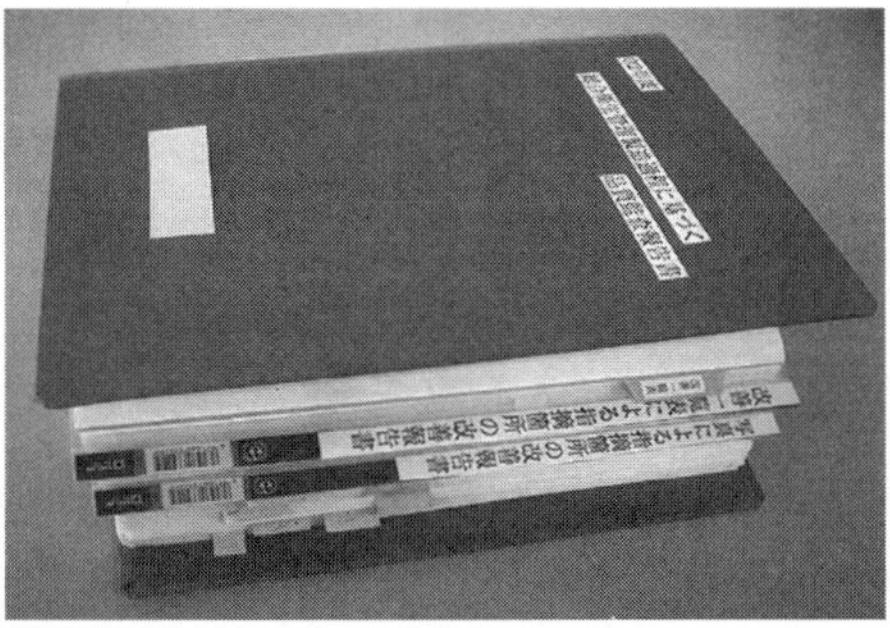

図4·3　わが社の監査報告書例

（二）微生物管理手法の充実

（1）微生物管理を向上させるための**ESL**技術の導入

ESL技術はアメリカで開発され発展してきた技術で、Extended Shelf Life（品質保持期限を延長させた製品）の頭文字を組み合わせたものです。ESL製品は、通常のラインで通常の容器を使用し冷蔵下で流通させるもので、いわゆるロングライフ製品（無菌充填製品）とは異なり、製造原価が安く押さえてあります。したがって品質保持期限も製造日を含む一五日間前後と、ロングライフ製品が六〇～九〇日の品質保持期限を設定していることから考えると非常に短くなっています。

ESL製品には以下のメリットがあります。

①　販売側では販売期間が延びるので見切りロスが軽減される。
②　消費者は、まとめ買いがしやすくなった。

わが社は、ただ単に包材の殺菌機構を有した充填機で充填した製品ではなく、生乳の受入工程から充填に至るまでの衛生管理を強化し、微生物汚染を排除して高い衛生レベルを維持するために以下の管理方法を強化しました。

①　受入検査体制の充実
　生乳を受け入れる際、風味試験を適切な訓練を受けた作業者が行うよう徹底しました。

②　未殺菌乳の生菌数五万ｃｆｕ／ml以下の取り組み
　工場到着時の生乳の細菌数は概ね一〇〇〇〇個以下／mlのレベルです。受入ラインの衛生性が悪いと細菌が汚染し増殖します。これを避けるためＣＩＰと品温管理を徹底しました。

③　殺菌機の機器殺菌条件レベルの向上による二次汚染の排除
　殺菌機は熱交換器の一種です。殺菌セクション以降も熱交換部があり熱交換するたびに乳の温度が低下し、洗浄性が悪ければ微生物汚染が発生する可能性もあります。しかし、ＣＩＰを完全なものにすることは困難で不可能に近いことです。そこで、多少目に見えない汚れが残っても汚れ中に残存する微生物（バイオフィルム）まで殺菌できるようなラインにしました。

④　殺菌機以降にアセプティックバルブを使用
　バルブは微生物汚染が最も発生しやすい箇所の一つです。アセプティックバルブはその意味でＥＳＬラインには必要不可欠なものです。

⑤　サージタンクの陽圧管理

サージタンクは内容物が入ってくるとヘッドスペースは少なくなり、内容物が出て行くとヘッドスペースは大きくなります（社内的には「呼吸する」と言っています）。そこで、サージタンクにフィルターを設置して流入する空気を除菌すると共に、陽圧度を保つため無菌エアーを注入しました。

⑥　充填環境の空調管理の強化

タンク、バルブおよび充填機が無菌化されても、設置された場所の環境が悪ければ所期の機能を発揮できません。そこで、これらの環境をクラス一〇〇〇〇レベルの清浄度に保つようにしました。

（2）期限表示設定・確認試験の実施

平成十五年の食品衛生法の改定で、品質保持期限と賞味期限の文言が賞味期限に一元化され、消費者の混乱も取りあえず治まりました。この賞味期限（品質保持期限）は、（社）全国牛乳協会が作成した「牛乳などの日付表示（期限表示）設定のためのガイドライン」や（社）日本乳製品協会が作成した「品質保持期限の設定方法のガイドライン」に則って年四回（四半期に一度）製品を試験し、その妥当性を確認しなければなりません。賞味期限（品質保持期限）設定試験は以下の手順で実施します。

手順1　保存条件：「（保持期限として設定したい日数）／〇・七」で得た日数とその前後を合わせた三日間、具体的に「D＋14」を設定する場合は一九、二〇、二一日間保存した後、所定の検査項目を試験します。

手順2　試験項目および判定基準（牛乳の場合）：細菌数＝五万以下／ml、大腸菌群＝陰性、低温細菌＝五万以下／ml、風味・外観＝正常。

これを全て満足してから賞味期限の表示が可能になります。

(三) 画像解析装置の採用

(1) 全面検瓶装置の導入

近年、販売店や学校給食でガラス瓶の牛乳が採用されつつあります。ガラス瓶はリユースされるために環境に良いということ、紙容器と異なり味が良いことなどの理由から愛飲者は増加しつつあります。その一方、割れたガラス瓶は切り口が鋭利なため、消費者に重篤《じゅうとく》な危害を加える可能性があります。そこで、割れたガラスの混入はもちろん、割れる可能性のある(ヒビが入った)瓶をも検知し排除することが必要になり、検瓶装置を牛乳充填機の前に設置しました。

わが社は瓶牛乳を一九九八年にリニューアルしました。その際、検瓶装置を新タイプにしました。この新しい全面空瓶検瓶装置は、従来、旧式検瓶装置が「瓶口」と「瓶底」だけをカメラで検査していたのに対し、検査するカメラの台数を増やし、瓶を回転させることで全面をもれなく検査できるようになっています。そのため割れた瓶はもとより一mm程度の傷入り瓶も除去できるので、輸送途中の軽い振動や衝撃でガラス瓶の破損につながる小さな傷も除去できるようになり安全性が向上しました。

(2) 画像解析による日付の全数確認

近年、「品質保持期限」、「製造所固有記号」や「ロットNo.」の印字には「インクジェットプリンター」を使用することが多くなりました。インクジェットプリンターは印字内容を簡単に変更したり、経時的にロットNo.を変えて印字することも可能で非常に便利な設備です。しかし、その弱点は、チルド製品では製品の表面が結露で濡れていることが多く、その部分が欠損し印字情報が時には読みにくくなります。この欠陥を克服するため印字工程後にカメラを設置し、印字が欠損したり印字されていない製品を除去することにしました。その結果この種のトラブルは激減しました。

(四)　試験検査体制の構築とその維持

(1)　風味パネルの訓練

風味の異常は、消費者にとって特別の設備を必要とせずに製品の良否を判断できる試験項目です。美味しくなければその製品は直ちにクレームになるといっても過言ではありません。製品の検査や基準値は消費者に満足してもらうためのものですので、メーカーが市場の声を無視して勝手に決めるわけにはいきません。風味は、年々歳々厳しい方向に変化していくので、メーカーとしても最も注意を払う管理項目の一つです。

そこで風味異常による製品事故を撲滅するために、過去に乳業界やわが社で問題になった約二〇種類の風味（ランシッド臭、カビ臭、牛舎臭、消毒臭など）を対象に、これらの風味を工場作業者が正確に感知できるよう、製造工程ごとに選抜された従業員を対象に毎月訓練するようにしました。訓練は、異常風味試料とその種類を結びつけるマッチング法、ある異常風味試料を濃度順に並べる順位法、ある風味三試料について正常品と異常品を識別する三点識別法により検定しました。検定に合格したパネルを風味パネルと呼称し、毎日の製品の検査に対応させています。

(2)　検査担当者への検査士制度（社内認定制度）の導入

わが社には工場ごとに製品を検査し、出荷の可否を判断するデータを作成する品質管理室があります。そこに在籍する作業者の技術向上と出荷の可否を判断する主任クラスの理論を向上させるため、主任検査士と検査士という資格制度を作りました。検査士は、品質管理室の微生物検査と理化学検査の知識および技能の標準化とレベルアップを図

1桁目　「時」を表す　ABC～WX
2桁目　「分」を表す　ABC～Z1234

AA：0時00分　　BA：1時00分・・・・・XA：23時00分
AB：0時02分
：
AZ：0時50分
A4：0時58分

図4・4　時刻記号表示例

るために、実技と理論の理解度を試験します。主任検査士は、より高度な理論を中心に試験します。工場ごとに必ず管理者である「主任検査士」と作業者のリーダーである「検査士」を配置しました。なお、実技試験は、食品開発研究所にて個別に実作業をさせ、それを食品開発研究所の専門家が評価しました。

（五）　トレーサビリティ実施例

（1）　時刻記号による工程異常の迅速追跡

お客様から商品異常の申し出があった場合には、商品ごとに印字された時刻記号をお客様から聞き取り、当該商品製造日の充填時間帯に何か特別なことがなかったかを製造日報などで確認しています。さらに、それが重篤な品質事故に拡大する可能性が考えられた場合には、この時刻記号から出荷範囲を特定して事故商品の拡大を防止すべく迅速な対応が可能です。

このシステムは、商品にアルファベットと数字を用いて製造時刻を二桁で印字しており、二分ごとに切り替わります。瓶商品については一〇〇%、ゲーブル商品、ヨーグルト商品については約九〇%に設置しました（図4・4）。

（2）　MESを使用したトレーサビリティの構築

MES（製造実行システム、Manufacturing Execution System）は、製造現場の情報をオンラインで管理することにより、生産効率改善を支援する統合システムとしてよく知られて

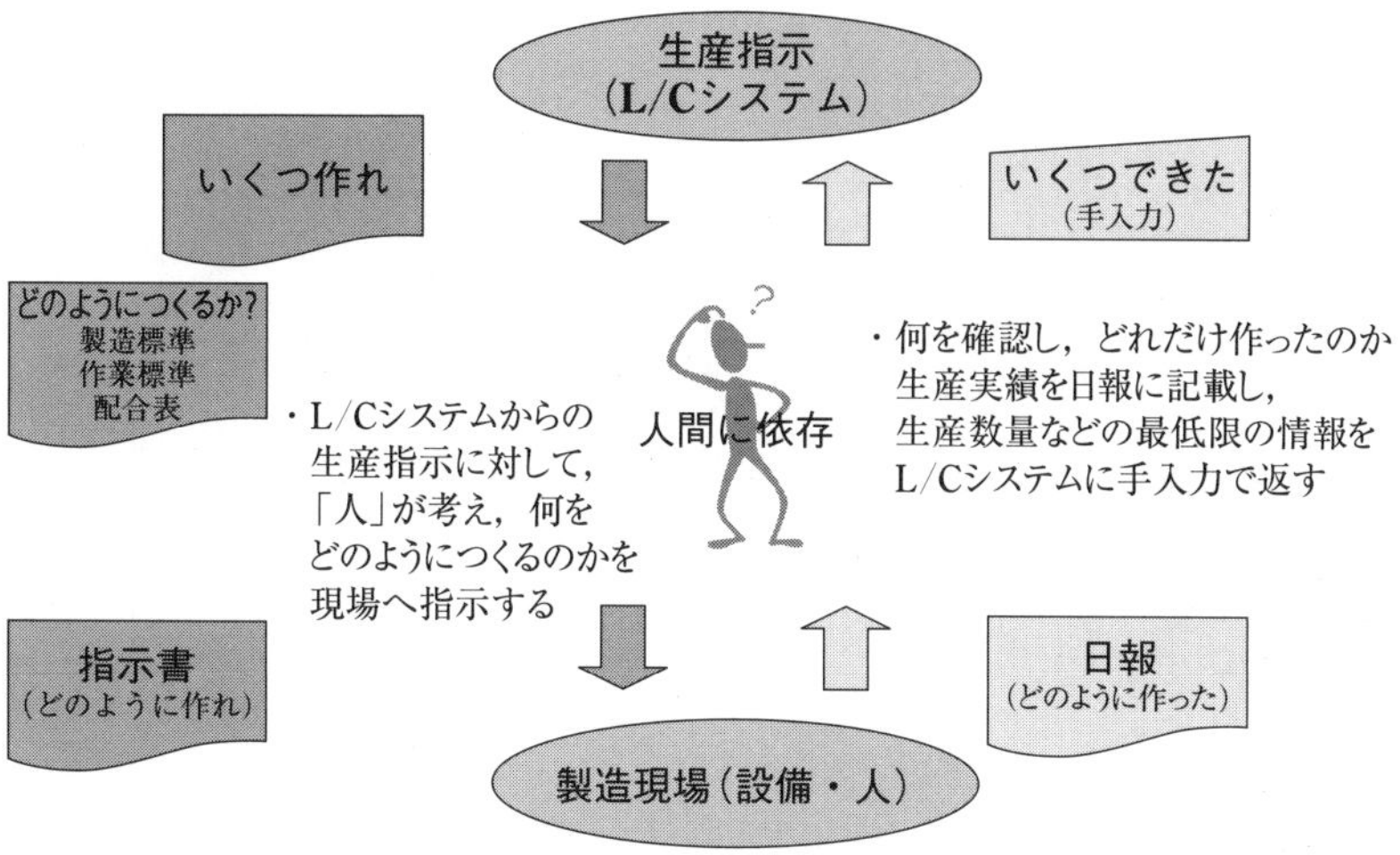
生産指示
（L/Cシステム）
いくつ作れ
いくつできた
（手入力）
どのようにつくるか?
製造標準
作業標準
配合表
人間に依存
・L/Cシステムからの
生産指示に対して，
「人」が考え，何を
どのようにつくるのかを
現場へ指示する
・何を確認し，どれだけ作ったのか
生産実績を日報に記載し，
生産数量などの最低限の情報を
L/Cシステムに手入力で返す
指示書
（どのように作れ）
日報
（どのように作った）
製造現場（設備・人）

図 **4·5**　今までの生産システム

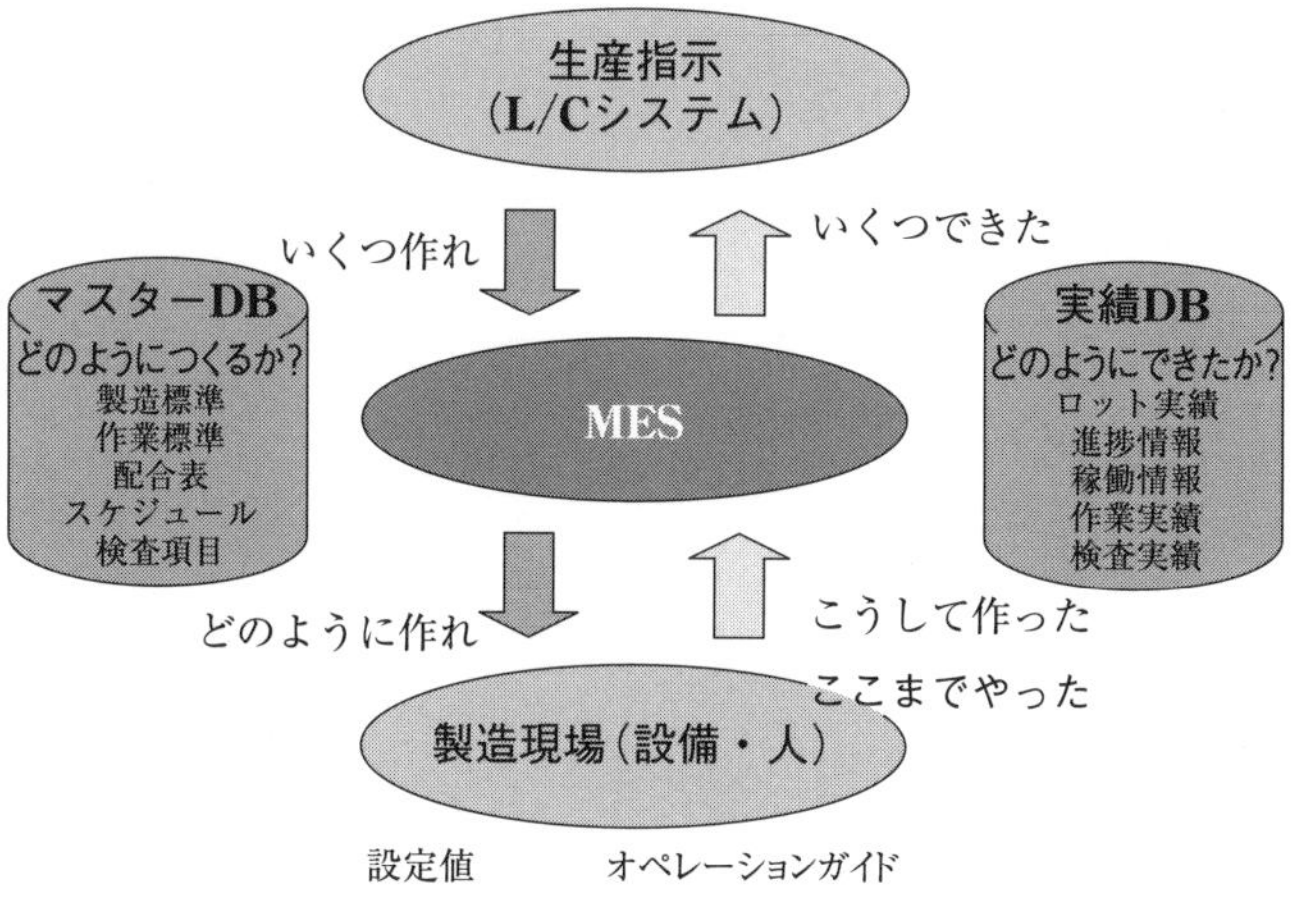
生産指示
（L/Cシステム）
いくつ作れ
いくつできた
マスターDB
どのようにつくるか?
製造標準
作業標準
配合表
スケジュール
検査項目
MES
実績DB
どのようにできたか?
ロット実績
進捗情報
稼働情報
作業実績
検査実績
どのように作れ
こうして作った
ここまでやった
製造現場（設備・人）
設定値
オペレーションガイド

図 **4·6**　MES ベースの生産システム

います。すなわち、生産にかかわる情報をデータベース化し、それらを関連付けて保存することにより工場の指示命令系のシステム化、モノづくりの標準化とその徹底、製造時の人為的ミスの排除、実績情報の活用による品質向上、工場全体の最適化、間接業務の簡素化・単純化、など管理レベルの高度化を実現させるシステムです。

具体的には、原料の受入れ→製造→検査→出荷へのトラッキングおよび在庫の管理を行います。そのため品質事故が発生した際のロットトレースが容易に可能となります。究極的には本社レベルでの情報のデータベース化を進めるべく製品技術情報管理を導入し、管理の標準化と情報の一元化を図る予定です（図4・5、図4・6）。

（亀井俊郎）

二　日本水産における品質保証体制

二・一　企業は公器

企業は公器である、と言います。企業は経営資源を用いて事業を行い、個人の限界を超えて社会に貢献し存続するからです。一方で企業は、市場で競争をしていますので経営理念や事業戦略がその命運に強く影響を及ぼします。さらに、これらの理念や戦略を実現する実践力が、事業や企業の社会的な価値、存続の如何《いかん》を最終的に決定付けることとなります。

世界最大の量販店の一つであるウォルマートの創業者サム・ウォルトン氏は、成功の要諦をThink Smallと唱え、一店舗で成功したことを全店舗に展開することで成功を収めています。ひと言で言ってしまえば簡単ですが、従業員が数十万人もいる企業でこれを実践するのは大変なことです。例えばかつて、街角のタバコ屋で店番をするおばあちゃんは、店の棚で売れずに埃《ほこり》を被った商品は次から仕入れなかったでしょうし、お客さんの声をよく聞きました。この当たり前の事を大企業に当てはめると大変です。世界四六〇〇店舗の棚にある、数万種類の商品に被る「見えない埃」をどう見つけて仕入れに反映させるか、またお客様の声を多忙な数十万人の従業員にどう聞かせて、どう纏《まと》めてオーナーに伝えるかが問題です。そして、この問題を実践に移すことができるかどうかで企業の優劣や存続が分かれる、ということです。

食品製造企業が、食の安全や安心を提供できるかどうかについても、企業の実践力が非常に重要です。まずは経営理念、品質保証に関する戦略や、事業戦略との整合性が必要条件ですし、実現する実践力が十分条件です。凍てついた食への不安を融かすには、法規制や社会的な制度の整備も必要でしょうし、食品製造企業が規模の障害を乗り越えて、自主基準や法規制などを遵守しつつ実現する力が必要です。

本節では日本水産株式会社の例を紹介します。

二・二　わが社の企業概要

日本水産株式会社（以下「ニッスイ」と表記）は、一九一一年（明治四十四年）に創業し、九〇余年の歴史があります。創業時の功労者である國司浩助の言葉を、創業の理念としています。曰《いわ》く、「海洋資源は世界至る処でこれを求め、できるだけ新鮮な状態で貯え、世界各市場にいわば水道の鉄管を引き、需要に応じて市価の調節を図りつつこれを配給する」が創業の理念です。以来一貫して、世界の水産資源の価値をさまざまな形に変換して世界の市場やお客様に供給してきています。現在は、この「水産資源のグローバルサプライチェーンをつくる」ことに加えて、「品質とコストと研究開発を大切にする」「企業としても個人としても折り目正しい行動をとる」、この三つが「ニッスイの遺伝子」として受け継がれている企業理念です。

平成十四年度の売上げは連結で四九九八億円、グループ従業員は一六〇〇〇人であり、グループ各社と共に、以下の主要分野の事業と関連する研究やサービスを展開しています。

水産事業は、ニッスイグループの基幹事業として鮮凍品（生鮮・冷凍魚）や油脂（魚油）・ミール（餌料）を供給しています。水産資源からお客様までを一貫して結び（サプライチェーン）、世界各地にある調達と生産の拠点をベースに漁獲・養殖・買付・加工・販売を行っています。

加工事業は、水産と並ぶ主力事業として、冷凍食品（家庭用・業務用）、缶詰、その他の加工品（フィッシュハムソーセージ・練り製品・チルド食品・化成品）を供給しています。

物流事業は、水産・加工の主力事業を支えるロジスティクスとしての役割とともに、蓄積された技術（冷蔵保管・運輸）と設備をベースに、冷蔵倉庫事業・配送センター事業を行っています。

医薬事業は、一般用医薬品、培地・診断試薬・健康食品の製造および販売を行っており、一九三五年創立の日産水産研究所を源に持つ日水製薬（株）とその子会社（株）ライフミンで構成されています。

二・三　品質保証に関する戦略、体制について

お客様の期待に応え、社会から信頼される企業となることを目指して、ニッスイでは企業姿勢宣言と倫理、品質、環境に関して憲章を定めています。品質保証憲章は次のとおりです。

（一）　品質保証憲章

理　念

素材の「おいしさ」「新鮮さ」を大切にし、お客様一人一人に満足いただける安全・安心で、価値ある品質の商品をお届けし、健康で豊かな食生活作りに貢献します。お客様の信頼と共感を得る為に、役職員一人一人が品質に対する自己の責任を全うし、顧客満足の向上にたゆみなき努力をつづけます。

品質方針

① 適正な資源管理と漁獲方法の基に、安全で持続可能な漁業生産の維持に努める。
② 養殖場、農場、養鶏場などの生産過程の管理を行い、最終製品までの一貫した品質保証体制の確立をめざす。
③ 使用する原料・副原料は、由来・履歴の確かなものとし、添加物を必要最少限度に抑えた商品づくりをする。
④ HACCP管理に対応できる「施設・設備」、「管理システム」、「訓練された従業員」を配する工場で商品を生産する。
⑤ 品質を損なうことなく商品を食卓へお届けできるよう管理された物流システムの維持・確立をめざす。
⑥ お客様との対話を大切にし、お客様に満足いただける商品づくり、商品・サービスの改善を進める。

⑦　法令およびお客様の価値観に基づいて策定した自主基準を遵守した行動、商品づくりをする。

（二）　品質保証委員会

ニッスイでは、品質保証を実効あるものとするために品質保証委員会を設置しています。この委員会は社長が召集し、事業統轄役員ほか品質保証に関わる役員、部署長が出席します。トップが率先して迅速に実践を指示し、実効性を確認します。議事は品質保証憲章を有効に機能させるための施策や、品質に関するお客様の声や品質保証に関する問題を協議し対応措置を講じます。頻度は、品質保証委員会、品質保証委員会幹部会と合わせて月に三回開催します。品質保証能力は経営の品質そのものである、という方針に基づきます。

（三）　役割分担

数万余の品種を、二〇を超える部門が責任と権限を決めて管理しています。これは、品質保証憲章の制定に合わせて、改めて責任と権限を見直して明確にしました。商品の開発や改善を行う商品開発センターは、品質基準・製造基準の作成、新商品の品質安全性の確認、新商品導入時の生産確認などを行います。商品担当部署は、商品品質の最終決定、品質基準の承認、商品名や商品説明の作成、パッケージの最終承認などを行います。工場群を統轄する生産推進部署は、製造基準の承認、生産工場の決定を行うとともに、工場を巡回、指導し品質管理水準の向上を行います。生産工場は、自工場製品の保証、品質事故があった場合の対策と再発防止、製造基準の設定と徹底、原材料の安全性の確保などを行います。総合物流事業部は、保管・輸送時の品質管理や、保管・輸送に起因する品質事故の対策や再発予防を行います。

食品分析センターは、商品や原材料の分析、安全性の評価を行うとともに、分析技術の教育や指導を行います。技術センターは品質保証を考慮した設備の設計、導入を行います。支社および営業部署は店頭での品質チェックや得意先に品質に関する説明を行い、理解を促進します。お客様サービスセンターはお客様からの意見や苦情を伺い、当該部署へ連絡し対応させるとともに、データベースへの登録、品質保証委員会への報告を行い、対応を促します。環境品質保証室は、品質保証の仕組み作り、品質監査、工場調査、原材料の安全性確認とデータベース化、品質保証に関する啓蒙・教育、品質保証委員会の運営などを行います。この中で近年に強化した機能について次に述べます。

(四)　自主検査、評価体制の強化

自主検査や評価体制の強化は、迅速かつ的確な対応をとる上で、重要と捉えています。そこで食品分析センターを中央研究所から部署として独立させ、事前に危害を予測し分析する体制を整えました。重金属や農薬、抗生物質、環境汚染物質などの分析、評価を行います。また海外生産の増加に対応するため、特に輸入量が多い中国に中国品質管理センターを開設し、重金属や農薬、環境汚染物質などの分析ができるようにしました。これによって原料の生産段階から、調達、製造、出荷の各段階で安全性の確認をできるようにしています。

(五)　履歴管理

トレーサビリティ(追跡可能性)は、原料や製造方法に瑕疵《かし》が発見された場合に該当ロットを迅速かつ的確に回収するためにも、お客様へ情報を提示し安心を得るためにも重要な課題です。このため、原材料から製品、納入先に至るまでの履歴管理を進めています。

(六) コミュニケーション

お客様からの声は、直接お客様サービスセンターに頂く場合と、営業担当を通じて給食や量販店などの業務筋のお客様から頂く場合があります。いずれの場合も受付時点でデータベースに登録し、対応の進捗に合わせて完了まで追跡します。さらに、頂いた苦情や意見は日々に集約し、お客様サービスセンターが旬ごとに品質保証委員会、品質保証幹部会に報告し、必要な対策や改善を講じます。この際に、お客様のニーズを基にした改善提案も行います。

二・四 事業戦略との整合性―開発・導入、調達、加工各段階での取り組み

品質保証の達成水準は、仕組みの有効性と運用の実効性の積で決まります。品質保証の施策が、どのように具体的に事業戦略に織り込まれ、実行されているかが重要なポイントになります。以下、各段階ごとに述べます。

(一) 開発、導入

新たに商品を生産する際には、製造基準、品質基準、原材料規格、配合、製造フローを決めます。製造基準には、製造工程の工程ごとに製造基準、管理基準を取り決め、基準外の措置も決めます。品質基準には、商品の形態により、重量、寸法、衣の比率、細菌規格、水分、pH、Ｂｒｉｘ、塩分、水分活性、ＡＶ、ＰＯＶ、保存方法、賞味期限、調理方法、調理後の外観、風味、シール強度、印字状態、一括表示、荷姿、包装資材の材質・サイズ、調理後保存性などを決めます。

原材料規格では、原材料配合、原料製造のフローチャート、保管条件、賞味期限、安全性、衛生規格、理化学規格、遺伝子組換え原料使用の有無、アレルギー物質の有無、残留農薬、残留動物用医薬、貝毒、栄養分析値などについて満たすべき基準を決めます。配合は原材料ごとの規格と配合率を決め、製造フローでは、原材料の受入れから製品の出荷までの工程を決めます。

（二）調　達

（1）三次原料管理

昨今、未認可添加物の使用やＢＳＥ対策、アレルギー表示など、原材料の産地や成分が安全確保の上で重要なポイントとなる事案が増えてきています。

従前より、原料の選定、仕入れをする際には納入事業者と原材料規格書を取り交わしていますが、三次原料までさかのぼっての規格書を添付するようにしました。三次原料という名称はなじみのない呼び方ですが、パン粉の例で説明しますと次のとおりです。パン粉を一次原料と呼ぶと、これに配合されたpH調整剤が二次原料、このpH調整剤に配合された香料が三次原料となります。この三次原料までさかのぼって、産地、由来する原料名、アレルギー表示の必要性の有無などを確認し、データベースに登録しています。これにより意図されない成分の混入がないように管理しています。

（2）海外生産品の輸入自主検査ルール

海外から輸入する商品は、生産国によって法規制が違ったり、物流上の管理などのリスクがより多く存在します。そこで輸入時に検査を実施して合格したロットを販売しています。外貨品（通関前）と内貨品（通関後）について決められたルールによりサンプリングし、検査機関に送付し、検査します。検査項目は商品によって異なりますが、細菌検査、理化学検査（抗生物質・合成抗菌剤・農薬・貝毒ほか）、官能検査を行っています。検査結果がでるまでは留め置き、合格ロットを販売します。基準を満たさない場合はシップバックか廃棄処分にします。

検査結果は生産工場にもフィードバックし必要な改善をすると共に、サンプリング頻度を増減します。しかし国内に搬入されてから対処するのでは経済的にも社会的にも非効率であり、根本的な対応は現地で基準を満たすものを生産することです。次項にその事例を述べます。

（3） 中国産枝豆の残留農薬管理の事例

枝豆は、特定の契約した農地で栽培したものを仕入れています。農地は、栽培管理を徹底するため、一つの農地の広さを二ha以上確保しています。農作業の実務は、組織化され教育された従業員が行います。組織は地区ごとに複数の組で構成し、各組は複数の班で構成し、班長が従業員を雇用します。農薬は、農薬指導員である組長が、当社指定の農薬を一括して購入し、班長以下の農薬散布員に指導をして管理します。農薬の散布は、栽培記録に記録しています。班長が、栽培実務（施肥、灌水）や農薬散布、記録、生育状況の把握に責任をもちます。組長は、農地区画を把握し、栽培や農薬使用の判断・指導を行うとともに、農薬の購入・在庫の記録、管理を行います。現地生産工場では組長に対し、種や農薬の供給、資金援助、指導を行うとともに、収穫する枝豆を全量購入します。また原料の受入時点で、農薬の残留検査を行います。検査するロット区分は、品種、組、班、収穫日ごととし、日本の公定法に則って検査します。同時に虫食いや傷、色などの品位検査も行います。このロット区分は製品になってからもトレースできるように、製造管理します。

製品検査については、現地での品位検査、細菌検査を実施するほか、輸入時に自主検査として当社の食品分析センターで、品位検査、細菌検査、農薬検査（農薬一斉分析）をコンテナごとに行います。検査精度については年二回、公的機関でクロスチェックし維持しています。

（三）　加　工

（1）　生産工場の条件

ニッスイ製品を生産する工場は次の要件を満たすようにしています。まずHACCPシステムに則った管理ができることです。さらにシステムが効果的に機能するためには、施設基準と一般衛生管理の要件を満たす必要があります。

施設基準には、製造面積、レイアウト、区域分け、必要とする設備、機械・器具、冷蔵保管設備、天井・床・壁などの基本構造・材質・汚染防止構造、外界との遮断、衛生動物の防除設備、照明設備、空調設備、検査設備、吸排気設備、給水・排水設備、排水処理設備、資材保管設備、廃棄物保管設備、厚生設備などを決めています。

この施設の運営管理基準である一般衛生管理の要件を決めています。施設設備・機械器具の衛生管理と保守点検、衛生動物の防除、使用水の衛生管理、排水・廃棄物の衛生管理、従業員の衛生管理と教育、作業マニュアルの整備と遵守、試験検査に使用する設備の保守管理、製品回収プログラム、品質管理組織について決めています。

また重要管理点として原材料の受入管理（検査項目を製品品目、原材料品目、包装資材に応じて設定し、定めたロットごとに受入検査を実施）、重要管理点の管理、管理基準（CL）の設定、モニタリング方法の設定・実施・記録・保管、改善措置方法の設定・実施・記録・保管、検証方法の設定・実施・記録・保管などについて要件を決めて、実施しています。

(2) 工場調査

工場調査は三〇〇余の項目の基準に照らして行いますが、以下のような基本的なことも合わせて確認をします。

まず管理基準について確認するのは、各工程に定められていて、その基準が適正か、掲示するなどして分かりやすい形になっているか、Critical Limit（管理基準）に加えてOperation Limit（運用基準）を必要に応じて決めているか、決められた手順に変更はないか、などの視点です。モニタリングについては、次のとおりです。方法や頻度は守られているか、品質測定などでばらつきを配慮し最も条件の悪いところを調べるように設定し、そのことを作業者が理解しているか、測定者や測定時間を正しく記録しているか、測定機器の校正が正しく行われているか、記録表に基準が記載されるなど確認しやすいようになっているか、管理記録には責任区分に応じて確認し必要な指示がなされているか、重要管理点である金属検知器、加熱・冷却、凍結品温、殺菌等、賞味期限日付、細菌検査結果は工場責任者が最終確認しているか、などです。

また、細菌検査は製品検査、拭き取り検査、落下検査、原料検査など、必要な検査がされ、異常時または基準内であっても通常と差異があったときに必要な措置がとられているか、などを確認します。清掃管理については、清掃後の確認が実施され、残肉などがなく衛生的に管理されているか、細菌の拭き取り検査で衛生度を確認しているか、異常時の措置がとられているか、消毒は適正な濃度で実施されているか、消毒は偏りなく実施されているか、高圧洗浄器（ジェッター）の使用は適切か、洗浄中の飛沫がほかのところを汚染させていないか、清掃後の乾燥措置がとられているか、などです。

使用水の管理は、毎日の水の検査（官能検査、残留塩素濃度）、および定期的な細菌検査が実施されているかを確認します。捕虫器管理・結果の管理については、捕虫器のモニタリングは毎日実施され、結果から必要な措置がとられているか、捕虫数は減っているか、を確認します。衛生的な取扱いについては、汚染物を衛生区に持ち込まないように徹底されているか、作業者が汚染・非汚染の区域分けを理解しているか、手指のアルコール消毒は適切に実施されているか、容器の直置きなどがされていないか、を確認します。原料管理は、原材料規格保証書を整備し、定期的に更新しているか、受入検査を行い、基準内であることが確認管理されているか、トレースバックできるように管理されているか、半製品についてもトレースできるように管理されているか、原料の賞味期限、保管期間が明確になっているか、委託業者を定期的に指導評価しているか、を確認します。

工程管理は、滞留や引っ掛かりが発生していないか、コンベアーの乗り移りなどで落下などが発生していないか、清掃、副原料の計量、原料保管などでアレルギー物質の混入防止に配慮されているか、選別時の流量や人員などの基準を決めて作業をしているか、ライン上の天井や配管に結露が発生していないか、適切なロット表示がされているか、を確認します。

また、停電時の対応はアニュアルが作成され教育指導がされているか、持ち込み禁止物が場内にないか、ステープラーは事前に外されるルールが徹底されているか、文房具、はさみの管理（金属化、置き場所、本数など）がされているか、ガラス類が持ち込まれていないか、やむを得ず使用するガラス製品を定期的にチェックしているか、破損しやすい樹脂製品は金属にするなどの措置がとられているか、なども確認します。事故発生時は原因調査、対策などがなされているか、事故内容、原因、対策などについて作業者に指導し共有されているか、クレーム防止対策が決められたとおりに実施されているか、機械器具に破損はないか、加熱設備の温度、金属検知器の排除作動の圧縮空気などについて、温度低下や圧力低下の警報などを設置しているか、製品・半製品の官能検査は適宜指導されているか、キチンと判断できる方法で官能検査がされているか、基準逸脱時の対応がなされているか、アレルギー物質の管理はコンタミの可能性について確認し管理されているか、副原料計量、保管、容器の使いまわしなどのコンタミの可能性はないか、原料由来のアレルギー物質は把握されているか、場内に不要物が置かれていないか、私物などが持ち込まれていないか、床や排水溝に落下物が放置されていないか、などを確認します。

二・五 まとめ

具体的な確認事項まで述べましたが、ニッスイが品質保証について強化した施策のポイントを整理すると次の五つにまとめられます。ご参考にしていただければ幸甚です。

① 最高経営者が品質保証を行い、従業員一人一人が実効性を確保するようにしている。
② 憲章を制定し各部門の責任と権限を見直し、事業戦略に織り込んで実践力を強化している。
③ 自主検査や評価体制を強化し、リスクへのアンテナを高くしている。
④ お客様からの声を伺い改善に繋げる体制を強化し、コミュニケーションを密にしている。
⑤ 原材料から製品、納入先に至るまでの履歴管理を充実している。

さて二・三項で述べたように、食品企業が提供する品質保証の達成水準は、仕組みの有効性と運用の実効性の積で決まります。一方でいかなる仕組みも「形骸化」という潜在的なリスクを抱えており、リスクが現実となってひとたび企業としての信頼を失えば市場から退場を余儀なくされます。したがって仕組みの形骸化を抑制し、運用の実効性を維持することが重要です。

参考になる事例と理論があります。前ニューヨーク市長のルドルフ・ジュリアーニ氏は在任中に、NY市の治安を回復したことで有名ですが、この際に基本に据えたのは「割れた窓ガラス理論」というものです。「割れた窓ガラスを放置すると誰も管理していないと思われ、建物全部のガラスが割られてスラム化し、軽犯罪や凶悪犯罪を誘発する」というものです。それまでNY市では落書きや迷惑行為などの軽犯罪の多くは届出されず、結果として放置されることが多かったといいます。当時のジュリアーニ市長は犯罪を発生時点で速やかに把握できるシステムを導入すると共に、軽犯罪にも厳しく対処しました。結果、市民生活の中で治安当局に対する存在感が回復し、犯罪の抑止効果も回復したといいます。成功のポイントは治安当局が「不作為」を改めて、形骸化した法と治安を回復したということだと考えられます。

企業にとっても、「不作為」の罠に嵌《はま》らないことが重要です。一寸《ちょっと》した現場の不具合を放置する管理者の不作為が、従業員のルール軽視や設定趣旨の理解不足を招き、さらに重篤なルール違反を誘発し形骸化を招いてしまう場合があります。そこでこの負の連鎖を断つように歯止めが必要です。このためには、従業員一人一人が達成すべき目的や目標を理解した上で、仕組みや基準や手順を手段として活用して、実践できるようにすることです。業務の目的を「なぜ」と繰り返して理解し実践することが基本であり、言い古されたことですが活きた教育が必要です。

現在の仕組みも絶対的なものでなく、変化する社会的な要請に応じて改善が必要ですし、従業員の世代交代もありますので持続的に改善が必要だと考えております。

（本稿は事前に会社の承認を得ていますが、全ての内容が会社の意思を代表したものではなく、文責は筆者にあります。）

（村上正信）

三　キッコーマンにおける品質保証システム

三・一　品質保証とは

最近のさまざまな食生活を巡る環境の変化、さらに、遺伝子組換え食品・有機農産物・環境ホルモンの問題、ことに二〇〇〇年夏場以降の牛乳による食中毒事故を発端とした食品への異物混入事故の多発と二〇〇一年九月に始まった日本におけるBSE（ウシ海綿状脳症）の発生、続いて二〇〇二年の輸入食肉偽装や無許可食品添加物・残留農薬・無登録農薬の問題など、食品に関する「事故」というよりむしろ「事件」の連続により、消費者の食の安全・安心に対する反応は、非常に敏感になっています。食の安全と安心というパターンは生産者が安全なものを提供し、消費者がそれを安心して購入するということでしょう。このパターンをつなぐために生産者が行うのが品質保証であると考えています。

JIS（日本工業規格）の品質管理用語の定義によれば、品質保証とは「消費者の要求する品質が十分に満たされていることを保証するために、生産者が行う体系的活動」となっています。これを食品にあてはめ、少し噛み砕くと「消費者が安心し、満足して購入することができ、それを使用して安心感、満足感を持ち、長く使用して健康的で豊かな食生活を営める食品を製造物責任まで考えて品質として保証すること」となります。つまり、商品を販売することにより利益を得る生産者の、その購入者である消費者に対する最低限の責任が「品質保証」であるということです。

と、ここまで書いても「品質保証」として生産者は何をやればよいのか、一向に先は見えず、理解しにくいと思われますので、少し詳しい解説および一八年前に発生した、ある不幸な事件への反省から発足し、現在まで継続されている当社の品質保証体制と具体的な活動の一部を紹介させて頂きます。このことが食品製造企業の安全戦略の一つの事例として読者の皆様の参考になれば幸いです。

三・二　食品の品質保証

（一）　品質保証とは

品質保証とは、生産者の消費者に対する最低限の責任で、前項で述べたことと少し異なりますが、要点は「①消費者がその商品を安心し、満足して買うことができ、②それを使用した際に安心感・満足感を持ち、③しかも使うまでの期間、決められた条件内で劣化することがないという品質を保証する」ことです。

① 消費者がその商品を安心して買うことができる。

生産者は、十分に品質保証された信用のおける製品を出荷しなければならないことを意味しています。つまり、品質保証は、一朝一夕にできるものではなく、相当な準備と努力の結晶として得られるものなのです。

② 消費者がその商品を使用した際に安心感・満足感を持つ。

不良品や欠陥商品があってはならないのはもちろんですが、それだけでは不十分で、消費者が期待した性能を発揮しなければなりません。これには、表示や広告のあり方、カタログや説明書の内容、販売担当者の売り方なども関係することになります。

③　その商品を使うまでの期間、決められた条件内で品質が劣化しない。

いわゆる賞味期限とも深い関係がありますが、消費者の手元に届くまでの流通過程、さらに、定められた条件で使用した時、容器や包装も含め十分満足できる性質を保っていることを意味しています。その上、万一不都合が生じた時、完全なアフターサービスが受けられることも含まれています。

これら①、②、③を満たすように生産者が計画的および体系的な活動を行うことが品質保証であり、消費者本位の立場で、原料購入から製品販売までの各段階について行うものです。

これを「生産者（企業）としての基本的な考え方」という点から見ますと、以下の図式ように考えることができます。

品質保証 ＝ 安全性 × 適法性 × 公正性

＊商品が市場に存在し得る基礎的条件の確保

＊儲かるか（売上高、製造原価）否かとは、ほとんど別の努力の範疇《はんちゅう》

＊商品の企画・設計段階でのアセスメント（成分、規格、表示などの評価）が重要

（味の素（株）品質保証部　前部長・福江紀彦氏の私信を改変）

（二）　優れた品質の食品とは

一方、優れた品質の食品とは、以下の要素を満足しているものといえます。

①　安全性：人体にとって安全である。
②　嗜好性：おいしくて、食欲をそそる。
③　栄養性：栄養があり、体のためになる。
④　便利性：便利に使用でき、使い勝手がよい。
⑤　貯蔵性：保存が可能で、貯蔵できる。
⑥　経済性：相応に安価に入手できる。

その他に、最近では、栄養過多の問題やいわゆる孤食の問題もでてきましたので、

⑦　健康性：健康に良く、長生きできる。
⑧　楽しさ：使って、食べて楽しい（家族団欒）。

などを含めて考えるようになりました。

消費者に好評な商品は、この②から⑧の項目のすべてか、あるいはそのいくつかに応えているといってよいでしょう。ここで一番大切なのは①の「安全性の確保」ですが、安全だからという理由でよく売れるということはありません。日常的に口にする食品の場合は、絶対に安全でなければなりませんし、消費者にとって「食品は安全なのがあたりまえ」で、この前提に基づき安心して食べることができるのです。

つまり、「安全性の確保」は食品として最も基本的な事項であり、これが崩れると他の点でいかに優れていても何

の価値もなくなります。それだけでなく、安全性に疑いが持たれただけでも生産者は社会的に非難を受け、大きな打撃を被ることは過去の多くの事例から明らかなことです。これを回避するためにも「品質保証」の実践は必要であると考えています。

三・三　食品の品質保証の実際

(一)　品質保証の基本的な考え方

かつては、品質保証・品質管理の基本は最終製品の検査でした。今でも品質管理というと、検査することだと思っている人も少なくありません。しかし、検査だけで品質管理を十分に達成することはできないでしょう。というのは、例え全数検査を行っても、検査ミスなどで不良品が出荷される場合や、全数検査のできないものもあるし、検査に人手が多くかかり、製造原価が高くなって非常に不経済なものもあるからです。

そこで、「品質は製造工程でつくり込め」という一歩進んだ品質管理の考え方が生まれました。工程管理がうまく行われて、すべて良品になれば検査は不要になるという考え方でした。しかし、これでもまだ不十分で、消費者を満足させることができませんでした。その理由としては、以下のようなことが挙げられますが、品質管理は品質保証の一部に過ぎず、品質管理だけでは品質保証はできないということです。

①　製品開発のやり方がまずく、品質管理設計が不完全であると、いくら頑張っても製造工程で不良品をゼロにすることは難しい。

表 4·1　マンズワイン事件の概要

マンズワイン(株)=ワインの製造，輸入，販売会社=キッコーマン(株)の 100 %子会社	
1980 年代前半	日本においてワインブーム 極甘口の貴腐ワイン，氷果ワインの人気上昇
1985 年　7 月上旬	西ドイツ（当時）で「ジエチレングリコール(DEG)」混入のオーストリア産ワイン摘発→製造者逮捕
7 月 24 日	当該品の一部が日本にも輸入されていることが判明
8 月　8 日	マンズワイン社は「安全宣言」を新聞紙上に発表
8 月 28 日	マンズ貴腐ワインなどマンズワイン 7 銘柄からDEGを検出
9 月 16 日	マンズワイン社は「安全宣言の間違い」を新聞紙上に発表
9 月 17 日	マンズワイン社は食品衛生法違反により営業禁止処分
10 月　1 日	マンズワイン，キッコーマン両社に「品質保証部」を新設
10 月 28 日	親会社キッコーマンの社長・役員辞任→交代
11 月 12 日	マンズワイン社の営業禁止処分が解除
11 月 18 日	マンズワイン社は「再出発」広告を新聞紙上に発表

DEG = Diethylene Glycol：甘味のある水溶性のアルコール。潤滑剤，氷結防止剤（不凍液）などに使用。

② 消費者が求める品質や安全性・保存性の確保については、製造工程を厳しく管理するだけでは不完全である。新製品開発の時期に十分なテストを行うことが必要であり、的確な情報と優れた研究や技術の蓄積がないと品質保証は難しい。

そこで今日では、消費者が求める品質や安全性・保存性を確保するためには、「設計と工程で品質をつくり込め」、つまり「新製品開発段階の品質保証」ということが強調されるようになりました。

(二)　食品の品質保証活動（当社の品質保証部における実例）

三・一項で触れたように、当社の品質保証部は、一八年前に起きた、ある不幸な事件（マンズワイン事件）への反省から、一九八五（昭和六十）年十月一日に社長直轄の独立した組織として設立されました（部員は発足当時三名、現在八名）。なお、マンズワイン事件の概要は表4・1にまとめておきました。

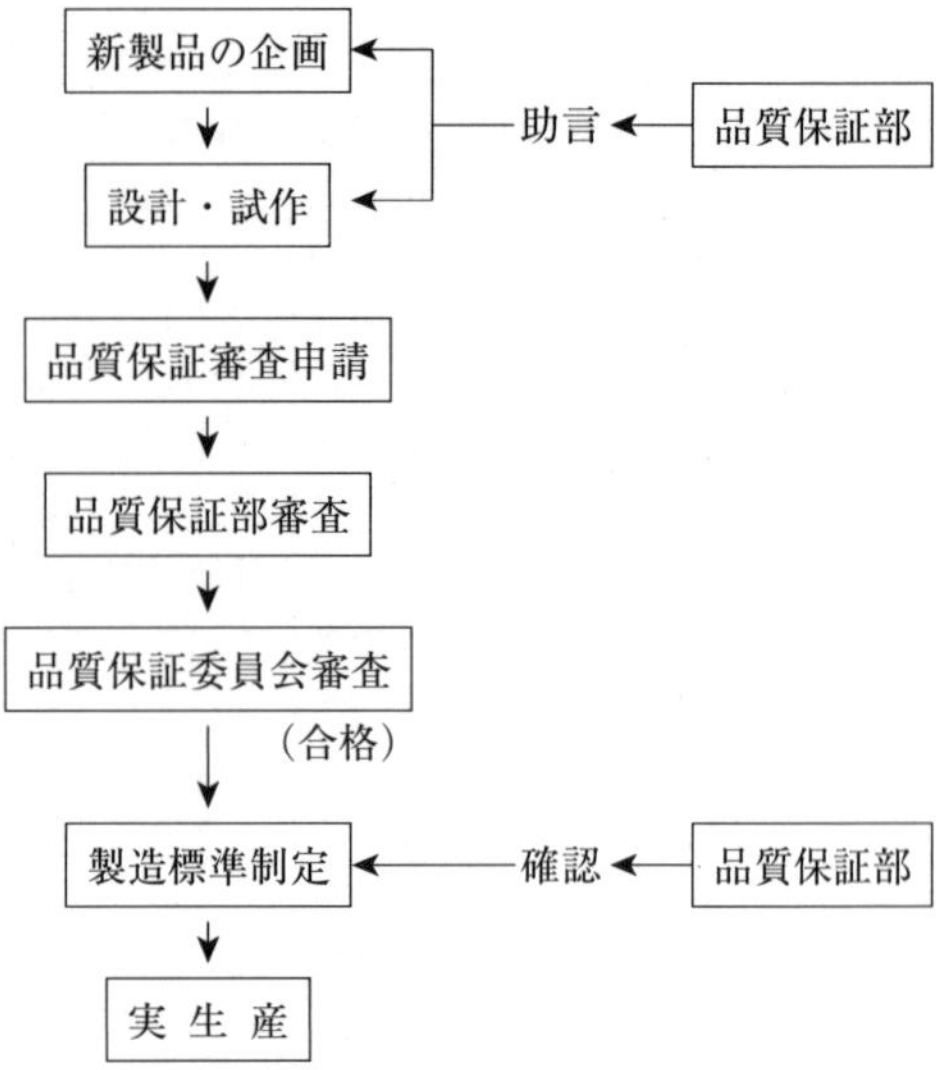

「品質保証委員会」：
委員長：品質保証担当の常務執行役員
委　員：研究，開発，製造，プロダクト・マネジャー，購買，法務，広報，国際，知的財産，環境など各部門の部長級＝17〜18名
事務局：品質保証部

図 4·7　キッコーマンの品質保証システム概略

この品質保証部の新設とほぼ同時に、全部門の参加協力を原則とした「品質保証審査制度」を発足させ、この制度が現在まで改善を加えられながら継続して運用されています。

ここでは、その活動の概略を以下三つの段階に分けて具体的に紹介しましょう。

① 新製品開発（設計）段階の品質保証
② 生産（製造）段階の品質保証
③ 販売（営業）段階の品質保証

（1） 新製品開発（設計）段階の品質保証
（新製品の品質保証審査制度）

新製品の開発は、略述すると［市場調査↓企画↓商品設計↓試作↓評価↓製造］の手順で行われます。この段階での品質保証に関する直接の責任は、商品企画（プロダクト・マネジャー）部門、研究・商品開発部門、品質管理部門がそれぞれ持つことになります。

品質保証部は以下の内容について厳重なダブルチェックを行っています。

① 食品衛生上の安全性
② 品質の安定性
③ 製法・表示内容の適法性

④ 社会的な（企業姿勢としての）公正性

そのシステムの流れの概略は、図4・7のようなものです。

このシステムにおける品質保証に関する業務は以下の三段階に要約されます。

① 企画・設計の段階で、企画担当者と情報交換を行い、品質保証上の留意点について品質保証部の担当者が助言します。

② 企画担当者は、試作が終わり発売の方向が固まった段階で、品質保証審査の申請を行うことになります。この「品質保証審査申請書」は、以下の二七項目から成っています。

1 ブランド
2 製品区分
3 製品名（内容量・容器・入数）
4 製成コード
5 商品コード
6 JAS受検
7 製造担当工場
8 販売ルート
9 品質管理担当課所
10 製造予定時期
11 年間予定製造量
12 品質規格・製造法の法規適合性の問題点
13 特許、意匠、商標等の問題点
14 表示の法規適合性等の問題点
15 ラベル表示
16 製造工程の概略
17 製造に使用する微生物
18 原料配合規格
19 製品・成分規格
20 微生物学的安全性・安定性
21 殺菌・詰（冷却）条件
22 賞味期限（品質保持期限）と保存条件

23　微生物試験結果　　　　　　　24　品質の一般的保存安定性
25　容器の仕様と密封性確保の条件　26　容器・包装の環境事前評価
27　その他

つまり、企画担当者は上記項目の要点を総て記入し、必要な補足資料を添えて品質保証部に提出することになります。

これを受けた品質保証部では、その内容について、まず、部内スタッフによる審査（品質保証部審査）を行い、問題点があれば企画および技術担当者と十分に討論して不明な情報などの補完、確認をします。

重要な問題については、さらに社内の品質保証委員会（委員長：品質保証担当常務執行役員、委員：研究・開発・製造・プロダクト・マネジャー・購買・法務・広報・国際・知的財産・環境など各部門の部長クラス＝一七～一八名、事務局：品質保証部、毎月一回定期開催）で審査（品質保証委員会審査）し、最終的な商品化の合否を決定することになります。

③　商品化が決定された製品については、生産管理部門で製造標準が制定されますが、これを品質保証部が確認します。

（2）　生産（製造）段階の品質保証

生産（製造）段階の品質保証のポイントは、「設計段階からの要求事項を満たす製造方法が正確に行われているか」をチェックすることで、これはまさに「品質管理」そのものです。製造部門（傘下工場および製造担当関連会社）は、それぞれ完結した品質管理体制を持っていますので、この段階での品質保証に関する直接の責任は、製造部門のそれぞれが持つことになります。

品質保証部は、それぞれの品質管理的な製造工程管理が円滑に遂行されるよう関係課所と緊密に連絡をとり、その状況をチェック・確認することになります。

そのチェック項目は、以下のようなものです。

①　製造作業中に誤りを生じない工程や作業方法を採用しているか。
②　適正な製造設備と作業環境が整っているか。
③　十分な検査・試験を実施しているか。
④　製品の危険度に応じた品質管理（統計学的な）を実践しているか。
⑤　不合格品についての管理は適切か。
⑥　製造から出荷までの製品安全記録が作成、保管されているか。
⑦　外注先、購買先は慎重に選択し、その指導基準を明確にしているか。
⑧　外注先、原材料仕入先との契約書に事故責任について明記されているか。

さらに、⑥の「製品安全記録」として必要な項目は以下のようなものになります。

①　使用原材料のロット・使用量
②　原材料保管条件
③　配合割合（特に保存料などの正確な添加）
④　製造の環境条件
⑤　製造日・時間帯、製造数量
⑥　製品保管の条件・期間

⑦　出荷数量・残数と処分方法
⑧　配送などの流通条件
⑨　製品の流れに関わった人の出勤状況・健康状態

こうしたチェックを行うためには、前提条件として標準化された品質管理システムを持っていることが必要です。つまり、作業標準や工程品質管理表（QC工程表）、設備管理標準などを文書化・マニュアル化しておかなければなりません。これらの作成、運用、さらに品質記録を行うのは、品質管理部門の重要な役割とされています。

当社においても全社的な「生産本部品質管理体系（KQC）」が一九九七年に制定され、実用段階に入っています。これらに基づく各製造工場の品質管理システムが十分機能しているかどうかをチェックするために、品質保証部では「品質管理システム監査」を開始しました。

（3）　販売（営業）段階の品質保証

商品を販売する際のセールストークは、ある意味では品質保証の一つになりますから、営業部門も品質保証活動に無縁ではありません。すなわち、この段階での品質保証に関する直接の責任は、物流部門、販売部門が持つことになります。しかし、営業活動の第一の目的は売上げですから、ともすると品質保証面については忘れがちとなりますので、むしろ注意しなければなりません。

この段階の品質保証として、特に注意しなければならないのは、以下のことです。

①　物流　　　　　　：品質を劣化させないで消費者に届ける。
②　広告・宣伝、販売活動：商品の品質や正しい使用法・保存法を伝達する。不当な表示や誇大な表現をしない。

③　クレーム・事故処理　：商品に不都合が生じた場合、迅速・的確に処理する。
再発防止対策を講ずる。

そして、品質保証部では、物流段階での品質劣化の情報や検査方法を確認したり、広告や宣伝コピー、カタログ類の事前チェックを必要に応じて行っています。また、当社ではお客様からのクレーム・意見などを受け付ける専用の窓口として「お客様相談室」を設置していますが、ここを通して入ってきたクレームなどを即日入手し、問題がないかチェックしたり、製品品質事故の把握と再発防止対策の妥当性を確認しています。

三・四　おわりに

最後に、「まとめ」として、キッコーマン品質保証部の使命は、「当社が製造または販売する製品が、高品質、安全であり、且つ、その販促資料等も含めて、法規等に適合し、社会的に公正であること」を社内に求め、確認し、社外にこれを保証することにより、顧客に満足して頂き、企業として高い信用を勝ち取ること。

と考えており、以下のようなステップでこれを実践しているということです。

①　設計段階の品質保証・・・・「品質保証審査」
↓
②　製造段階の品質保証・・・・「品質管理システム監査」
↓

③　販売段階の品質保証・・・広告や宣伝コピー、カタログ類の事前チェックなど

これまでの経験から一つだけ言えることは、「品質保証」の実践にもっとも必要なのは、「トップ・ダウン」であり、全社的な理解であるということです。言い換えますと、経営陣の強い意志・決意・リーダーシップが重要なポイントとなります。幸か不幸か当社では「マンズワイン事件」という未曾有の経験をしたことにより、経営陣の「品質保証」に対する考え方はきわめて慎重と言っていいでしょう。ここに紹介しましたシステムがベストとは言えませんし、まして安全に対する当社の企業戦略とも考えていませんが、一八年間積み重ねてきた実績は相当なものです。時代が変わり、人が変わってもこのシステムをベースにしたやり方でキッコーマンの「品質保証」は行われていくことでしょう。

（大下克典）

四　理研ビタミンの品質保証への取り組み—品質保証部の立場から—

四・一　食品業界を取り巻く環境

ここ数年、食品業界を取り巻く環境は、これまでに経験したことがないほどの厳しさに直面しています。品質面においては、集団食中毒、環境ホルモン、口蹄疫《こうていえき》、ＧＭＯ（遺伝子組換え食品）、アレルギー物質、ＢＳＥ、偽装表示、残留農薬、無登録農薬、無許可食品添加物など諸問題が相次いで起きています。このような問題が続くと消費者の食

品に対する不信感が高まり、我々メーカーにとっては製品の安全性についての信頼回復が最優先のテーマになります。飽食の時代を背景に食品企業各社は収益の確保、新商品開発などの課題が山積みしている一方で、食の安全・安心・健康を求める消費者の意識の高まりから生じるクレーム、苦情あるいは問合せに対しても企業は誠実に対応しなければなりません。このような状況下、消費者の求める品質を踏まえた上で、いかに効果的に、しかも効率良く品質の確保を行うかが競争激化の業界の中で生き残るための重要な課題となります。

本節では、このような厳しい状況の中で自社の品質保証業務の見直しが急務であると認識し、品質保証への取り組みと題して、その内容を記述します。

四・二　わが社の概要

(一)　経営理念

当社の経営理念は平成九年に中期経営計画の中で掲げられ、現在も会社の経営方針のベースになっています。項目としては

① 社会に対し、食を通じて健康と豊かな食生活を提供する
② コンプライアンス精神に基づいた事業活動を行い、社会的責任を果たす
③ フレキシビリティのある、かつ創造力に溢れた企業として発展する
④ 事業活動の視点・範囲を海外にも向け世界の理研ビタミンとしてのブランドを高める

⑤　人間尊重の思想に基づき魅力ある職場をつくる

の五点で、この理念を実行することにより「お客様に満足していただける商品づくり」をめざしています。

なお、②項は平成十五年に第三次経営計画の中で新たに掲げられたものです。

（二）　平成十五年度社長方針からの課題

次に、平成十五年度、各部門が取り組むべき課題として社長が年頭に掲げた方針の一部を紹介しますが、次年度も、この方針は基本的に変わらないものと思います。

「開発部門」に対しては、①「新しい市場を創り出す新商品の開発」：具体的には、他社のまねをしない開発、社内外の知識・技術を結集し消費者およびユーザーの声に耳を傾けること、②「企画・研究・開発担当者のレベルアップ」：具体的には、日頃の情報収集力と考察力、そして関連知識や技術の習得・向上を図ることです。

「生産部門」に対しては、①「生産コストの削減」：具体的には、市場に適合するよう生産現場のあり方を見直し、当社の得意な生産シーズ（原料・技術・設備）を活用し、工場および設備の再編・再配置について検討すること、②「品質管理レベルの向上」：具体的には、安全・衛生に関する管理能力向上のため、品質保証部・資材部・開発部・工場の各部門が連携をとって課題に取り組むことで、特にトレーサビリティを構築するための原料調達に係わる課題解決は重要であり、生産コストの削減にも通じることです。

また「管理部門」においては、メーカーとして厳しい市場環境の中で勝ち抜いていくためのバックグラウンドとして、人事制度および目標面接制度の改正、社員教育の充実、業務管理システムの確立・推進などを課題として掲げています。

（二）　品質管理部門の組織

当社の品質保証部は役員直轄の組織です。一方、工場の品質管理部門は生産本部の管理下にあり各工場長が統轄しています。品質関連業務の処理は実務的なこと（例えば日常での規格書作成、ユーザーからの問合せやクレーム対応など）は品質保証部と品質管理部門間で電子メールやネットワークシステムで、やりとりしていますが、それ以外のこと（例えば会議の招集、品質に係わる重大事項の指示・通達など）は必ず工場長を経由して連絡する流れをとっています。これにより工場との連携、意思統一化を図っています。また自社工場、製造委託工場、子会社に対しての査察も実施しています。

海外工場（マレーシア、中国の三工場）は主に国内の管理工場が指導しており、品質保証部でも不定期ですが査察を実施しています。

なお、メイン工場である草加工場と子会社の理研食品では主に食品を、また千葉・大阪・京都・東京の各工場では食品添加物、工業用化成品、医薬品などをそれぞれで製造している関係上、部員もそれに合わせて作業分担しています。

品質保証部および国内主要六工場の品質管理部門の人員体制は平成十五年三月現在で総勢九〇名（全社員の約七％）を数えます。ここ数年、書類作成依頼数が増え、しかも内容の多様化・高度化に伴い、人員は増加傾向にあります。

四・三　品質保証部の経緯と業務内容

（一）　経緯（主な出来事）

品質保証部は平成七年七月一日より施行されたPL法に備えて平成六年十月に設立され、人員は部長以下、社員四名体制でスタートしました。

平成八年にO157事件が発生し食品業界全体に大きな影響を及ぼしましたが、その際、当社においては全社的に衛生管理の見直しを図りました。

平成九年以降、環境ホルモン・遺伝子組換え食品・ダイオキシンなどの品質問題が相次いで発生したため、この頃からユーザー対応に多くの時間を費やすようになりました。

平成十二年六月には雪印乳業の黄色ブドウ球菌による食中毒事件が起き、また異物混入問題が多発しマスコミでも大々的に取り上げられたことで一般消費者の食品に対する目が一層厳しくなりました。当社では品質保証部が中心となり各工場に対して原料管理、衛生管理の監視体制の強化を図りました。またGMO問題については社内に常務を委員長、品質保証部長を副委員長としたGMO対策委員会を設け、取り組みました。

平成十三年九月には、わが国初のBSE問題が発生したことで、この調査と保健所への提出書類作成に他部署の協力も得て対応しました。この問題は「行政の対応の遅れや二転三転する通達変更、ずさんな輸入飼料管理」など世間的にも疑問視された事件でした。十月には外注で包装していた自社製品に包装機由来の金属片混入問題が起き、当社初めての大掛かりな自主回収を行いました。この時には生産管理部と品質保証部が中心となり原料・工程における金属異物混入対策の全社的展開を図りました。一方で、これら品質問題の対応に多くの時間がとられ、日常の規格書類作成業務（工場の品質管理部門と品質保証部の共同作業）が二か月分ほど滞ってしまいましたので、再び他部署からの協力を得て処理しました。品質保証部は平成十一年以降、毎年一～二名を増員していますが、このように頻繁に押し寄せる大波に立ち向かうことができる体力（人員・人材）が備わっていなかったというのが現実でした。

平成十四年は、肉類の産地偽装表示、そして全国的な問題となった香料に代表される無認可食品添加物の使用とそれに伴う当社二回目の大々的な製品自主回収、また中国野菜の残留農薬、国産野菜の無登録農薬など予測できない品質問題の対応に追われた一年でした。

平成十五年には、無認可香料の再発事件やカナダのＢＳＥ、また世界的問題になった新型肺炎ＳＡＲＳ発生に伴い、この対応に追われました。これを機に中国の三工場について、衛生管理などの見直しを実施しました。

（二）　業務内容（業務の見直し）

上記のような品質問題が相次ぎ、ユーザーからの証明書・規格書の提出要求が増え、日常、その作成業務に追われるという状況が続いたことで、本来、品質保証部がやるべき仕事（会社の品質管理推進役として工場や関係部署に対して、高所からの監視・改善指示する業務）が十分にできていないことが大きな課題となりました。

四・四　品質保証部の取り組みと基本的な考え方

（一）　関係部署への指導・支援（品質保証部のなすべきこと）

製造物責任の原点に戻り、クレーム削減の旗手として関連部門を指導・支援することが品質保証部の責務になります。生産部門を統治・推進機能とすれば、品質保証部を監視機能と位置付けし、これらの機能を明確に分けることが重要なポイントになります。また、取引先への提出書類については、ユーザーからの作成依頼を各営業所・営業本部が受け、新たに導入した「文書発行システム」に情報入力し、それを品質保証部で受付・登録し、その依頼内容に応じて各工場の品質管理担当部門へ振り分けます。そして、工場では「作成と確認」業務を実施し、品質保証部はその内容を確認後に「承認」、「関係部署へ伝達」します。新製品やリニューアル品についての作成は研究部門が担当し、証明書の作成については「全社的見解を求められるもの」や「工場側で作成困難なもの」のみを品質保証部で作成し、他は工場で担当します。

この業務分担を徹底することにより、品質保証部本来の仕事（「品質に係わる部署の責務遂行の監査」、「品質情報入手および社内通達」、「製品表示の監視」など）の充実化が図られることになります。

（二）　原材料のトレーサビリティの構築

トレーサビリティのねらいは「食品事故などが発生した場合の製品回収や原因究明の迅速化」と「食品の安全性や表示に対する消費者の信頼の確保」です。トレーサビリティは「原材料」、「加工」、「流通」、「販売」の四項目が対象になりますが、当社ではユーザーからの問合せ対応で一番苦労しているのが約三〇〇〇品目ある購買原料のトレースであることから、原料情報の入手について優先的に取り組みました。まず、「原材料のトレーサビリティの構築」のために製品安全性確保推進委員会を発足させました。

この委員会は生産管理部長を委員長とし、主たるメンバーに資材部、開発部、営業本部、品質保証部の各責任者が入っています。この取り組みの中で品質保証部が係わった業務は、①購買仕様書の改定書式検討：アレルギー物質、GMO、産地、食品添加物、農薬など、ここ数年で新たな確認項目が増えたことに伴い様式の改定が必要になり、しかもユーザーから製造方法、購入メーカー名、原料商品名、配合比率の問合せが多くなっており、これらは当社にとってノウハウであり、またメーカーとの取引契約にも係わる事項であることから、関係部署と情報開示禁止項目を再検討し自社の管理規定の改正を行いました。②取引先への仕様書（フロッピーディスク）の配布と説明：これについては資材部が中心となり行っています。③回収仕様書の内容確認：この作業は工場の研究部門と品質管理部門が主に担当していますが、一番、時間のかかる仕事です。

現在のデータベースは断片的になっていますので、この構築によりユーザーへのスピーディーで正確な対応が可能になります。一方で、この情報を原料購入先の採用基準設定（具体的には品目整理、取引先の集約化）にも活用していく考えです。なお、包材については原料調査後に着手することにしました。

（三）　品質保証部が主催する会議

（1）　品質保証検討会議：この会議は年に二回開催し、社外クレームや社内の工程不良について各工場から報告してもらい、その内容について論議し、情報交換と水平展開を図る場にしています。

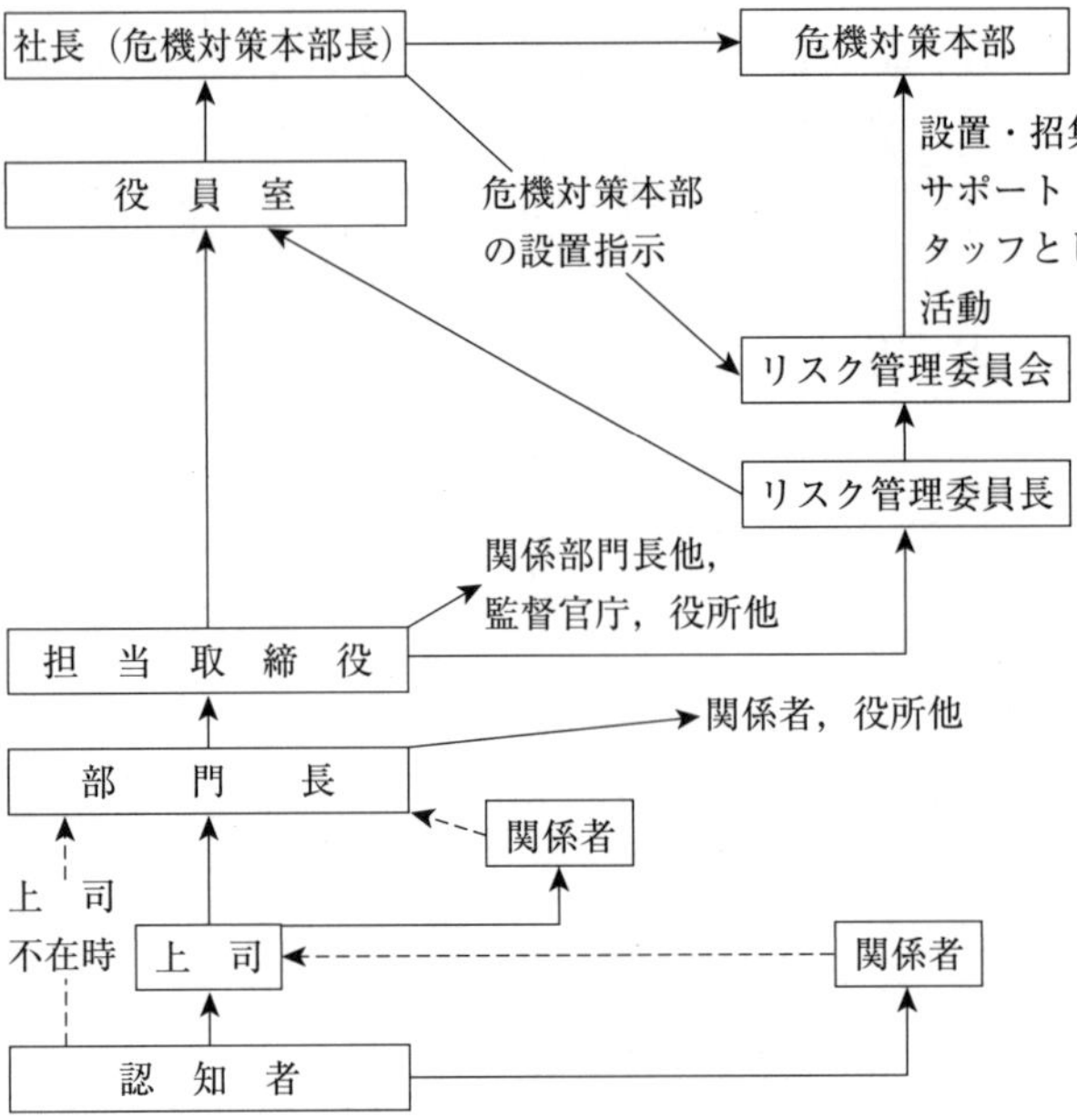

図 **4·8**　リスク情報伝達ルートの概略

（2）ＰＬ対策会議：原則として年一回開催していますが、重大クレームが生じた時には全社的組織の「リスク管理委員会」の一部として機能させることになっています。ＰＬ対策委員会は「苦情処理受付グループ」、「製品安全対策グループ」、「訴訟対応グループ」の三グループに分担されています。

（3）その他：各工場主催のクレーム対策会議があり、この会議には原則として品質保証部が毎月一回、工場へ出向きオブザーバーとして出席しています。

（四）リスク管理委員会の活動

従来、企業の危機管理は、「いかにして危機を予防するか」という事前の計画が重視されていましたが、最近のように予測しにくい事件・問題が多発すると完璧に予防することは難しくなってきます。当社においても危機が発生したときに、いかに被害を軽減し、限られた経営資源を守っていくかということが課題となっています。

当社のリスク管理委員会は平成十四年四月に発足し、

月に一回、委員（品質保証部長も、そのメンバー）が集まり、リスクについての勉強会および討議を進めています。この中で、リスク情報に社員が気付いた場合の伝達ルート、また社員が気付いてから二時間以内に社長へ伝達すること、リスク内容に応じて社長を本部長とした危機対策本部を設置し、被害を最小限に押さえる活動を展開することなどを決定しました（図4・8のリスク情報伝達ルートの概略を参照）。

（五）業務分掌

新たに組織規程に示される品質保証部の業務分掌は「品質保証に関する統括・調整業務」、「規格書、表示マニュアル等の取引先への提出書類に関する承認業務」、「順法精神に則った表示・警告の徹底」、「品質保証に関する国内外情報の収集・分析・伝達の徹底」、「品質保証に関する自社・子会社及び委託会社への内部査察の実施」、「品質保証に関する教育訓練業務」、「品質保証に関する文書管理業務」、「品質保証に関わるその他の業務」の八項目です。

四・五　中期経営計画の基本方針と重点課題

当社の第三次経営計画は平成十五年四月からスタートし、品質保証部の重点実施項目は次のとおりです。

① クレーム低減のための指導・支援：特に重大クレームについては一年後に前年比三〇％減、二年後に五〇％減、そして三年後に七〇％減を目標としました。重大クレームとは「食中毒・異物などによるPL事故」、「違法表示」、「回収事故」、「損害額が大きいと予想されるもの」のことです。

② 製品の表示の監視徹底

③ 食品の安全性確保に伴う行政・業界からの情報入手・分析・伝達
④ 文書管理システム活用による業務の効率化
⑤ 品質保証に関する教育・訓練の実施強化
⑥ ＩＳＯ９００１・ＨＡＣＣＰの効果的運用：特にＩＳＯシステムの中で、「責任と権限の明確化」「トレーサビリティの構築」、「クレーム・工程不良・原料不良発生時の是正処置」については重点的に取り組む考えです。
⑦ 食品添加物ＧＭＰの導入検討（ＩＳＯ９００１への取り込み）

四・六　ＩＳＯ９００１・ＨＡＣＣＰ・ＧＭＰの取得状況

医薬品のＧＭＰは東京工場と千葉工場が認定工場になっています。ＨＡＣＣＰは国内工場には対象品がないので認定工場はありませんが、草加工場と理研食品では、その手法をＩＳＯの設計管理や工程管理の部分に盛り込み進めています。中国の青島工場は欧米輸出用の水産加工品と米国輸出用の冷凍野菜を対象とした認定工場になっています。

ＩＳＯ９００１の認証取得は一九九七年に大阪工場でＩＳＯ９００２を取得したのを皮切りに他工場も二年後から順次、取り組みを開始しました。９００１の二〇〇〇年版については国内では千葉・京都・草加・東京・大阪の各工場と理研食品、海外ではマレーシア工場と中国天津工場が既に認証取得済みで、さらなる内容の充実化を図っています。

これらの活動は従来から工場主導で行っており、品質保証部は指導・支援を役割としています。

四・七　おわりに

品質保証部のスローガン（当社の姿勢と言った方が的確と思いますが）は、「コンプライアンス」、「品質第一」、そのための「創意工夫」です。これを実行することが「収益拡大」につながるものと信じています。

消費者の食の安全・安心を求める意識が強まる中で、平成十五年五月二十三日に食品安全基本法が公布されました。この法の目的は「食品の安全性を確保することにより国民の健康の保護を図る」ことです。

当社においても、さらに御客様に満足していただける安全・安心な商品づくりを目指して頑張っていく所存です。

（松本正治）

五　アサヒビールの品質保証

安心してお飲みいただくためには、食品衛生法など、関連法規を遵守しなければならないのは当然ですが、法律さえ守っていればよいというものではありません。「ＢＳＥ、偽装表示、残留農薬、健康被害・・・食品の安全性が信じられない」というのが今のお客様の心境であり、法規の遵守にとどまらず、情報の積極的な開示と安心感のある商品が求められています。情報の開示については今後の課題とし、ここでは安全・安心をお届けする商品の当社における品質保証の状況について紹介します。

五・一　経営理念と企業行動指針

最高の商品・サービスの提供に挑戦し続け、常にこれまでより優れたものを追求していく姿勢がアサヒビールの哲学です。それは、相手の立場に立った心のこもった行動から生まれたものでなくてはなりません。

そこで経営理念を

「アサヒビールグループは、最高の品質と心のこもった行動を通じて、お客様の満足を追求し、世界の人々の健康で豊かな社会の実現に貢献します。」

とし、目標達成に向けた行動のプロセスと方針を示すものとして以下の八項目を企業行動指針とし活動しています。

①　お客様の満足　　②　環境と安全への配慮
③　公正で透明性のある企業倫理　　④　国際基準の企業行動
⑤　豊かな発想とバイタリティ溢れる企業風土　　⑥　独創的でスピーディーな企業行動
⑦　自立と総合力のグループ経営　　⑧　継続的で質の高い成長

五・二　当社の品質保証

ビールは嗜好品であり日常生活に欠かせないものではありません。よって全国九工場で製造しているスーパードライの味がどこで飲んでも同じでなければ消費者に満足していただけません。ビール工場では昨日と同じ品質のものを製造し続けることが大事になります。それを実現するため、原材料の調達から出荷までの工程について以下に述べる

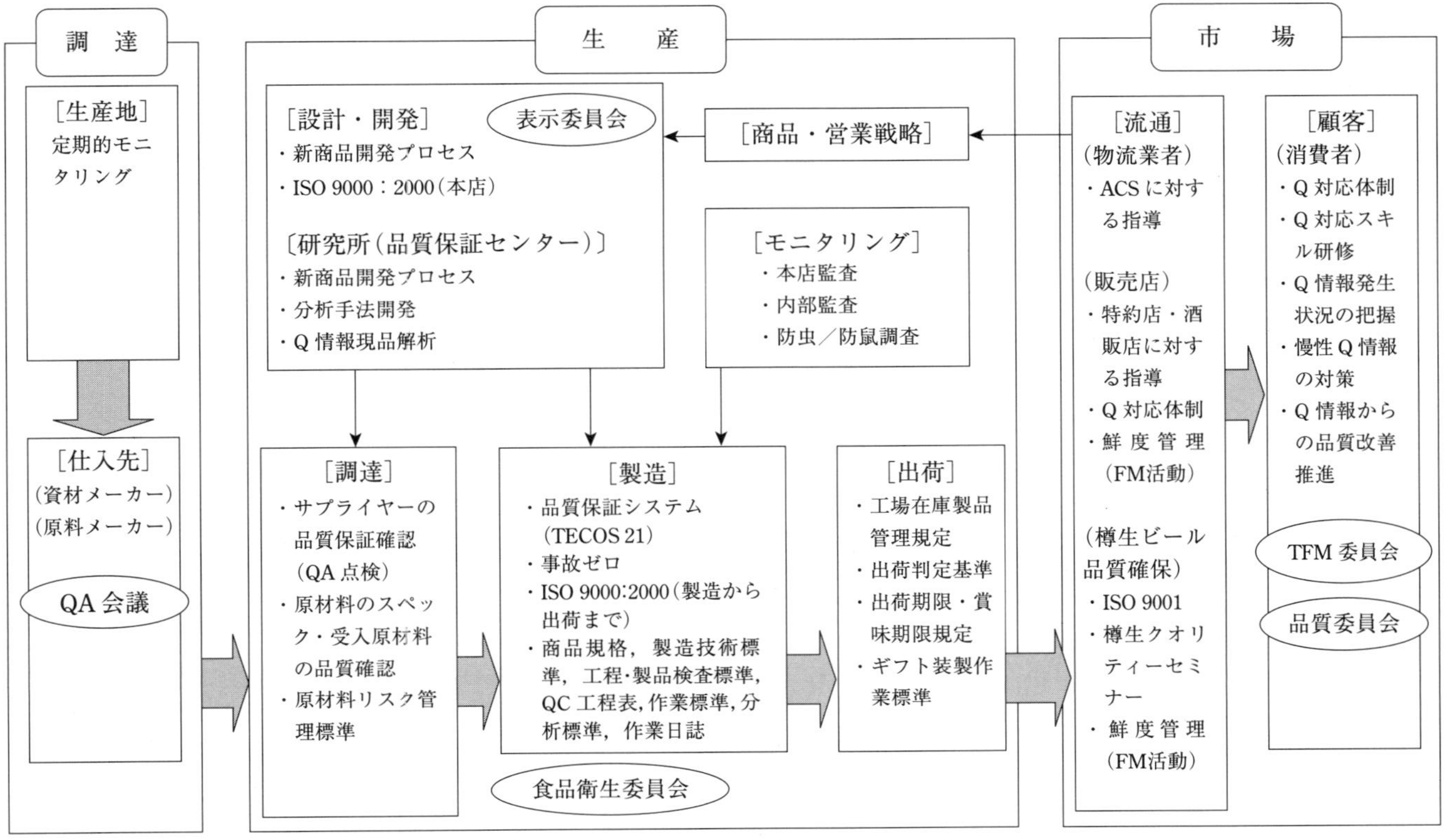

図 4·9　アサヒビール品質保証体制概念図

りです。

品質保証を実施しています。なお、原材料の調達からお客様飲用までの品質保証体制概念図は図4・9に示したとお

（二） ビールの商品特性

商品特性を正しく理解することが品質保証の第一歩になります。

① ビールの弱点

・経時的に酸化劣化する。
・高い温度で劣化が促進される（新鮮さが損なわれる）。
・直射日光・振動に弱い。
・瓶は割れる。
・缶は変形しやすくキズが容易につき、鋭利な物が当たれば簡単に穴が開く。

② ビールの利点

・ビールに抗菌作用がある。
ビールに含まれるホップ成分のイソα酸（イソフムロン）はグラム陽性菌に対して抗菌力があり、通常の製品中では大腸菌・サルモネラ菌などの食中毒原因菌は死滅または増殖できない。
・密封された容器内は炭酸ガスで加圧され、溶存酸素はなく嫌気状態になっている。
・pHは四前後で酸性であり微生物が生育しにくい。
・エキスは少なく、残存する糖類はほとんどが四糖以上であり微生物にとって栄養成分となりにくい。

（二）　品質保証システム

当社の品質保証の根底にあるのが通称「太鼓判システム」と呼んでいる品質保証システムとそれを支えるTECOSシステムです。まず最初にこれらについて簡単に紹介します。

（1）　品質保証システム

「出荷後に品質に異常があるかもしれないということが判明し、急遽《きゅうきょ》手立てを講じるというような事例をなくそう」、「品質保証された製品のみを出荷できるようにしよう」を旗印に一九九〇年、お客様にお届けする商品が「間違いのない工程で造られた」ことを社内的に保証する「品質保証体制：太鼓判システム」がスタートしました。各工程の責任者がデータに基づいて異常がないことを確認し太鼓判を押して次工程に送り、最終的には工場長が出荷判断をしますが、測定データは工場中で共有化する一方で、各部署の責任を明確にし製造現場の緊張感が持続されます。

（2）　TECOSシステム

一工場で一日に何百万本もの商品を製造しており、それを保証するためには膨大な情報（様々な検査機から排出されるデータ・サンプリングした商品の分析結果など）を調べ確認することが必要です。これらの情報を正確・迅速に確認するためTECOS（Technical Computer System）と呼んでいるデータ処理システムを導入しています（図4・10）。製造工程における、検査機での検査の状況・サンプル商品を分析した結果や機械設備の運転の状況などを自動で取り込み、また作業員によって入力されたりしてTECOSコンピューターに収集されます。集められた情報のうち、必要なものはコンピューターで正常かどうか判定され、万が一異常であれば即時に製造現場で分かるような仕組みになっています。工程製品検査標準やQC工程表などに規定されている検査項目や工程管理項目についての記録を醸造部、

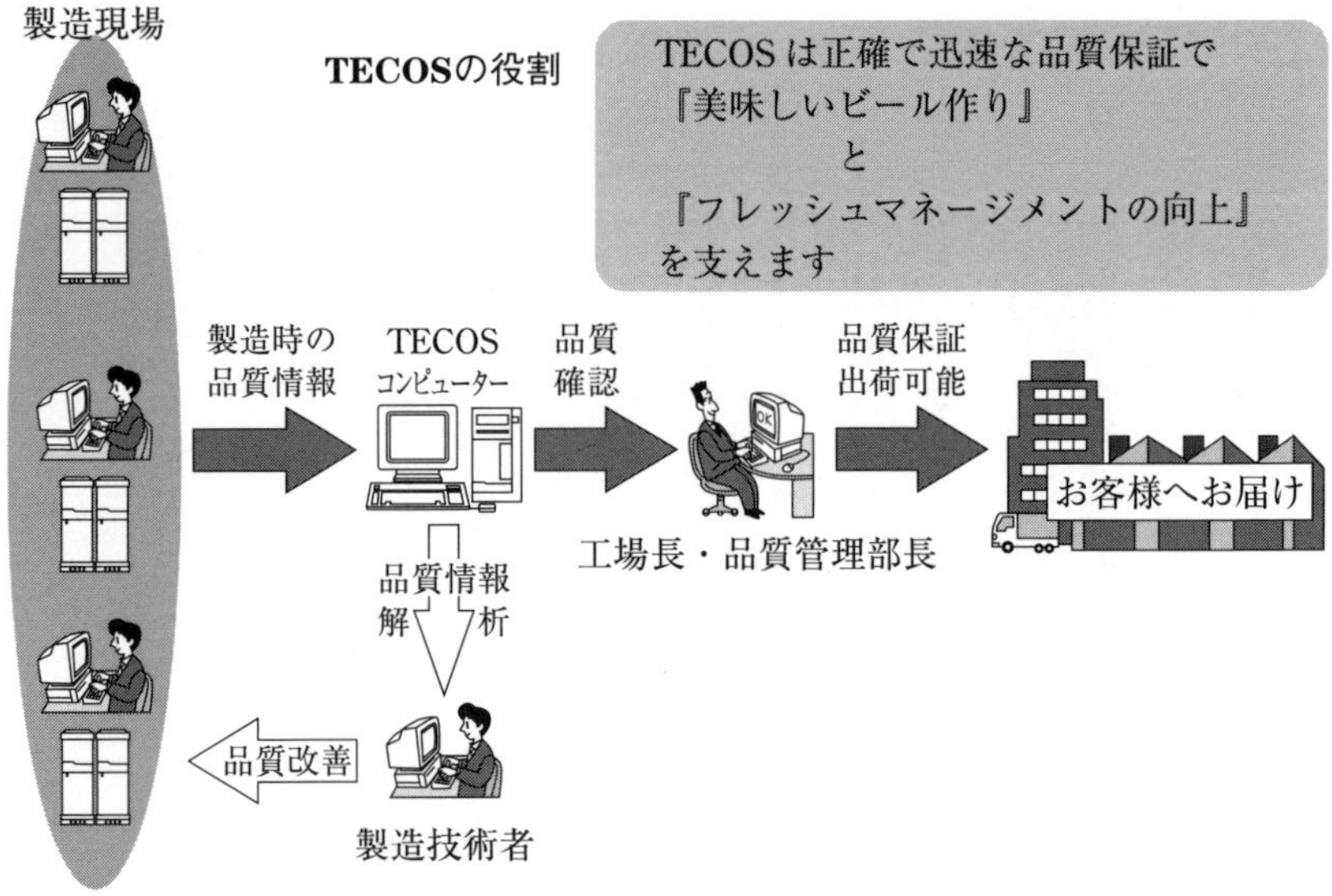

図 **4·10**　「TECOS」＝コンピューターによる品質保証システム（太鼓判システム）

パッケージング部、エンジニアリング部および品質管理部のオペレーターがその内容を確認するとともに、作業日誌やチェックリストに記入されている数値以外のデータにも監視の目を向けます。品質上特に重要な管理項目については、品質管理記録をオペレーターが確認するだけではなく、係長、技長、部長と現場の全職制がそれぞれの役割に応じて確認・保証し、それを第三者としての品質管理部長（または代理者）が承認し、当該ロット製品についての品質を保証します。このように刻々製造される商品の情報はＴＥＣＯＳコンピューターに蓄えられ、この情報はロットごとにキチンと整理され「品質保証書＝太鼓判」にまとめられます。最後に工場長・品質管理部長が「品質保証書」を確認して出荷可能となります。従来から当社ではコンピューターシステムを用いなくても、同様の品質保証を行ってきましたが、ＴＥＣＯＳというコンピューターシステムのお陰で、その信頼度と速度が比較にならないくらい向上しています。また、当然のことですがＴＥＣＯＳの情報は製造技術者によって解析され様々な工程改善にも役立てています。

二十一世紀目前に四国工場が操業スタートし、TECOSシステムもデータの項目増・自動転送項目増など二十一世紀バージョンにパワーアップしました。

以上のように、TECOSというコンピューターによる品質保証システムは「その迅速性からフレッシュマネージメントの一層の向上」「その正確性から一層美味しいビール作り」を支える、製造部門の大切な情報システムです。

(3)　保証された製品の出荷

製品ビール品質保証システムでは、次の三つの方法を保証項目に応じて組み合わせ、製品の品質を保証しています。

①　結果保証

インラインでの全数検査結果または抜取りサンプルの検査結果が商品規格内または工程規格内であることを確認して品質保証する。

②　傾向保証

微生物検査結果など検査に時間を要する項目は、過去の検査結果から傾向を把握して品質保証する。傾向から異常と判断される場合は、検査結果を優先させる。

③　要因保証

当該ロットの製造工程において、製造技術標準やQC工程表に定められた管理項目が基準値内であることを確認して品質保証する。

(4)　原材料資材の品質保証

原材料資材の品質保証は納入メーカーが責任を負うものであり、当社ではメーカーが品質保証したもののみを使用します。そのためには各メーカーがどのように品質保証しているかについて事前調査し購買先を決定することから始まります。その後は定期的にサプライヤーの品質監査を実施し、購入先の評価・指導を行うことにより、さらなる品質の向上・安定的確保を図っています。

また、缶、段ボールカートンなどの主要資材メーカーとは、品質の向上を目的に定例でメーカーごとにQA会議を開催しています。

(5) 品質保証の実際（製造工場における品質保証）

① 原材料資材受入れ

醸造工程における麦芽・ホップ・スターチなどの原料・副原料や珪藻土・二酸化ケイ素などの補助材料は原材料検査標準として、また装製工程にて使用する缶・蓋・ラベルなどについても同様に生産資材検査標準として受入時および使用時に実施する検査に関する方法・頻度を規定し、原材料の規格に合致しているか、外観上異常な点はないかなどの項目を確認・記録しています。

② 中味ビールの品質保証

当社では、「品質は工程で造りこむ」という精神から、製造に関する規格・標準類および製造設備特有の管理項目などの詳細をQC工程表に組み込み、その内容を完全に落とし込んだ現場作業日誌を活用してビールを製造しています。

当社も数年前までは世間で言われるように、一度作成したQC工程図は棚に飾られてしまい、そのまま誰の目にも触れず、たまにチェックすると設備も方法も違っていて使えないQC工程図になっていました。そんな中で、「使えるQC工程図」を目指したプロジェクトを本店と工場のメンバーでスタートさせ、ビールを製造する上で必要な項目

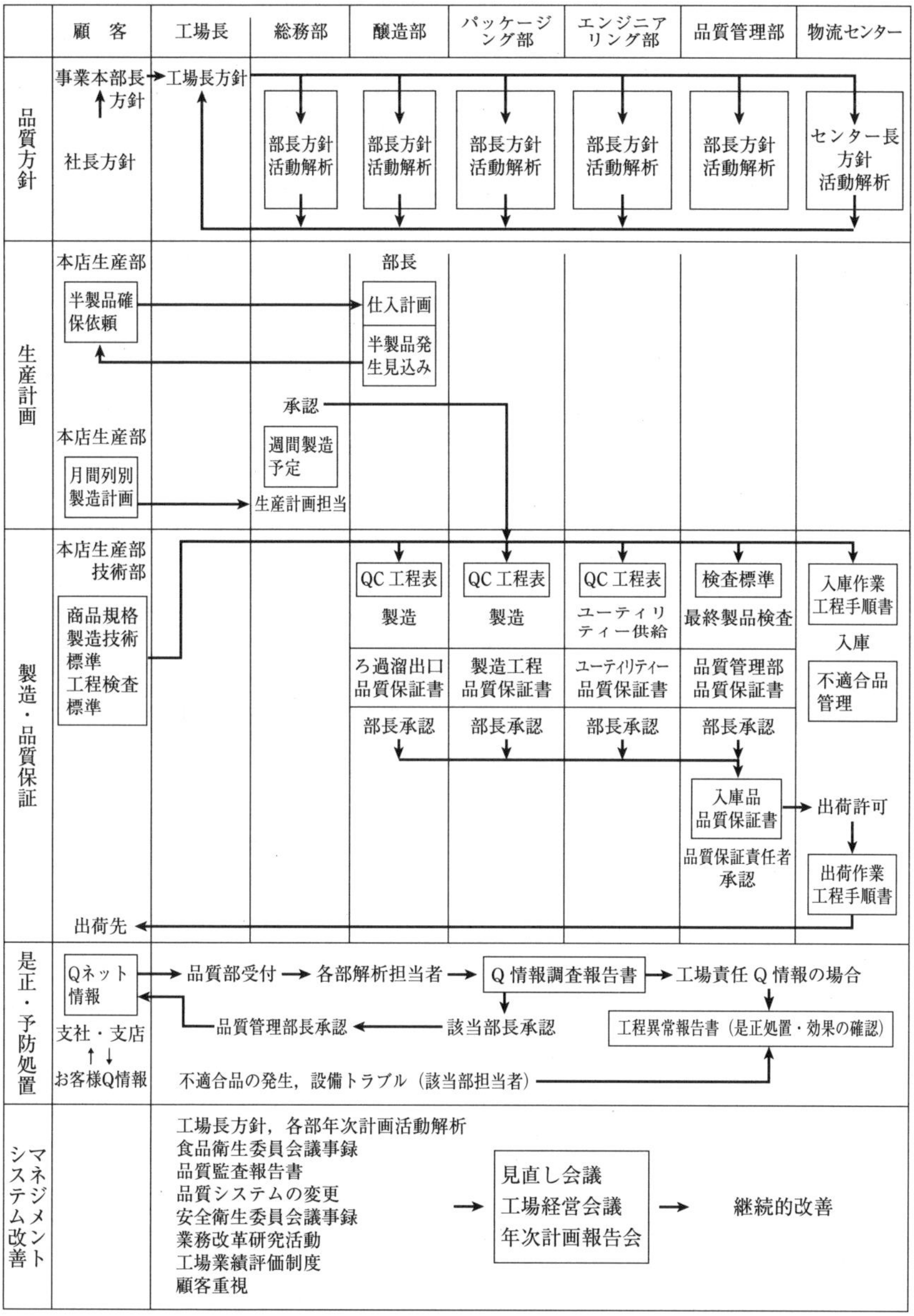
顧　客
工場長
総務部
醸造部
パッケージング部
エンジニアリング部
品質管理部
物流センター
品質方針
事業本部長方針
社長方針
工場長方針
部長方針
活動解析
センター長方針
活動解析
生産計画
本店生産部
半製品確保依頼
部長
仕入計画
半製品発生見込み
承認
本店生産部
月間列別製造計画
週間製造予定
生産計画担当
製造・品質保証
本店生産部
技術部
商品規格
製造技術標準
工程検査標準
QC 工程表
製造
QC 工程表
製造
QC 工程表
ユーティリティー供給
検査標準
最終製品検査
入庫作業工程手順書
入庫
ろ過溜出口品質保証書
製造工程品質保証書
ユーティリティー品質保証書
品質管理部品質保証書
不適合品管理
部長承認
部長承認
部長承認
部長承認
入庫品品質保証書
出荷許可
品質保証責任者承認
出荷作業工程手順書
出荷先
是正・予防処置
Qネット情報
品質部受付
各部解析担当者
Q 情報調査報告書
工場責任 Q 情報の場合
支社・支店
お客様Q情報
品質管理部長承認
該当部長承認
工程異常報告書（是正処置・効果の確認）
不適合品の発生，設備トラブル（該当部担当者）
マネジメントシステム改善
工場長方針，各部年次計画活動解析
食品衛生委員会議事録
品質監査報告書
品質システムの変更
安全衛生委員会議事録
業務改革研究活動
工場業績評価制度
顧客重視
見直し会議
工場経営会議
年次計画報告会
継続的改善

図 4·11　工場品質マネジメントシステムのプロセス間の相互関係例

と基準の洗い出しを行い、管理項目を細かく分類した全社標準QC工程表を作成しました。図が挿入されたQC工程図では常に最新版に管理することがネックの一つであるとの結論から図を省いた「QC工程表」にしたことも使える要因の一つになっています。

③ ISO9001の認証と活用

当社の品質保証で従前から問題になっていたのは、何が決まっているのかが明解になっていないことでした。しなくて良いことまでだらだらと検査し記録しているという項目がかなりあり、ISOの認証取得は良策でした。

一方、日々の品質保証や工程管理には各種の標準・規定類があり、それらを運用して製造しているので、いまさらISO認証は必要か、認証取得してなんの役に立つのか、金がかかるだけじゃないか云々と認証取得に反対するメンバーもいました。まず一工場で認証を取得し、その後のことはそれからの議論にすることで一応の決着を見ました。一九九六年、吹田工場から手が上がりISO認証取得を宣言し、一九九七年無事当社での第一号取得となりました。吹田工場から認証取得までの過程の重要性（工程管理の徹底した見直しと工場の一体感の醸成など）や取得後のサーベイランスによる継続性について特に強調され全工場での取得が決定し、一九九九年に全工場での認証取得が完了しています。内部監査も工場内の実施だけではなく工場間での相互監査をすることでお互いの欠点を鋭くつき、自工場ではどうかと振り返り、さらに改善を進めています。

④ 標準類の整備

本店で各種標準類を整備し、工場では、商品規格より厳しい工程管理基準で管理することで、万が一にも規格外の製品を作らないように徹底し（3σ管理：データの標準偏差の三倍が規格に対して余裕のある状態）、商品規格内であっても工程管理基準を外れる製品については出荷保留をし、出荷保留基準に基づき出荷判定し出荷の可否を判断しています。

⑤　事故0プロジェクト

過去発生した品質事故・品質トラブルを二度と起こさせないため製造部門の技術者を集め、各工場の過去の事例を検証し、また調査の中から将来トラブルになるような箇所がないかを徹底的に洗い出し、必要な設備変更・作業変更を平成十一年から十二年にかけて実施しました。

併せて「事故品ゼロ質問事項・設備標準」を作成し、次世代の技術者が同じ過ちを起こさないように手引書として活用しています。これは毎年継続して見直しています。

（三）　出荷後の品質保証（市場品質維持活動）

製品が出荷された後は管理が当社の手から離れてしまうため、本当の意味での品質保証はできません。時間と温度と光と振動が品質に大きな影響を及ぼすことはビールの商品特性でも記載したとおりです。出来たてのビールは美味しい。その後はいかに新鮮さを損なわないようにするかということから、市場品質維持活動と銘打ってチャネルの方々に取扱い上の留意点を説明し協力をいただいています。

（1）　フレッシュマネージメント活動推進

お客様にビールをより美味しく味わっていただくためには、つくりたてのより新鮮でおいしいビールをお届けすることが決め手になります。当社では全部門が一丸となって「おいしさ＝鮮度」という原点に挑戦し（トータルフレッシュマネージメント活動）、着実に鮮度アップを実現し製造から店頭までを最短日数でお届けできる体制を確立しています。生産部門では、需要予測精度の向上と、「鮮度管理生産システム」の導入で受注量から翌日の計画予定生産量に修正を加え、さらに「自動ピッキングシステム」「自動ラックシステム」「工場内トータル物流システム」「車輌誘導システム」の導入により工場出荷能力を増強し、フレッシュマネージメントのさらなる推進を図っています。また、市場におけるフレッシュローテーションの徹底、出荷期限の遵守、在庫管理指導なども実施しています。

(2) 商品知識体験研修

平成四年から、営業マンの品質知識をレベルアップするため、市場でのビール品質劣化要因について体験学習を開始しました。市場で同様のことが起こらないよう・起こさないように、必要な商品知識を修得するための体験研修です。

① ビールに日光が当たったら香りがどう変化するか。
② 缶ビールを腰のあたりから落としたら缶がどう変形するか。
③ 缶ビールに押しピンで押したらどれくらいの力で穴があくか。
④ 異物がビールに混入したらどう変化するか。

など実際に酒販店や消費者の段階で、知らないうちに製品にどんなダメージが起こっているのかについて体験しながら学習する研修です。

現在では一部の特約店、酒販店などの従業員に対してもビデオと体験学習を織り交ぜた簡易研修を実施しています。

(3) 樽生ビール品質向上

美味しい樽生ビールを提供するための樽生クオリティセミナー研修を全国で展開しています。この研修は常設会場や地方に会場を設定した出張セミナーに参加して、樽生ビールの品質についての基礎知識や美味しい樽生ビールの注ぎ方、樽生器具の日常のメンテナンス方法、メンテナンスをサボった場合のビール品質に及ぼす影響などについて勉強していただくもので、平成八年に西宮で開校して以来の受講店数は五万店以上になっています。

一方、樽生取扱店には定期的にアサヒドラフトサービスマンが巡回し洗浄サービスも実施し、美味しいビール提供のために活動しています。このアサヒドラフトサービスは、料飲店における樽生ビールの品質管理および樽生ビール販売器具のメンテナンス活動に関する品質マネジメントシステムをＩＳＯ９００１に基づいて確立し、認証取得しました。

（四）お客様情報の活用

Ｑ情報処理系システム（Ｑネット）

お客様から頂いた商品情報は当社独自に開発したＱネットシステムで即座にデータベースに登録し、全国どこからでも、今何が起きているのかを知ることができます。（お客様から頂いた情報を真摯に受け止め対応し、先方のキゲンを損ねないように苦情・クレームという言葉を使用しない。代わりにＱ情報と呼んでいます。）

Ｑ情報は当社の製品に対して寄せられる「不満」や「不具合」に関するお申し出やご指摘と考え、

① お客様の要望にはクイック・レスポンス
② Ｑはむしろチャンスと考えよう
③ 後回しにせず、ともかく行動を
④ 真正面からの対応で信頼関係が
⑤ すべての経験が財産に

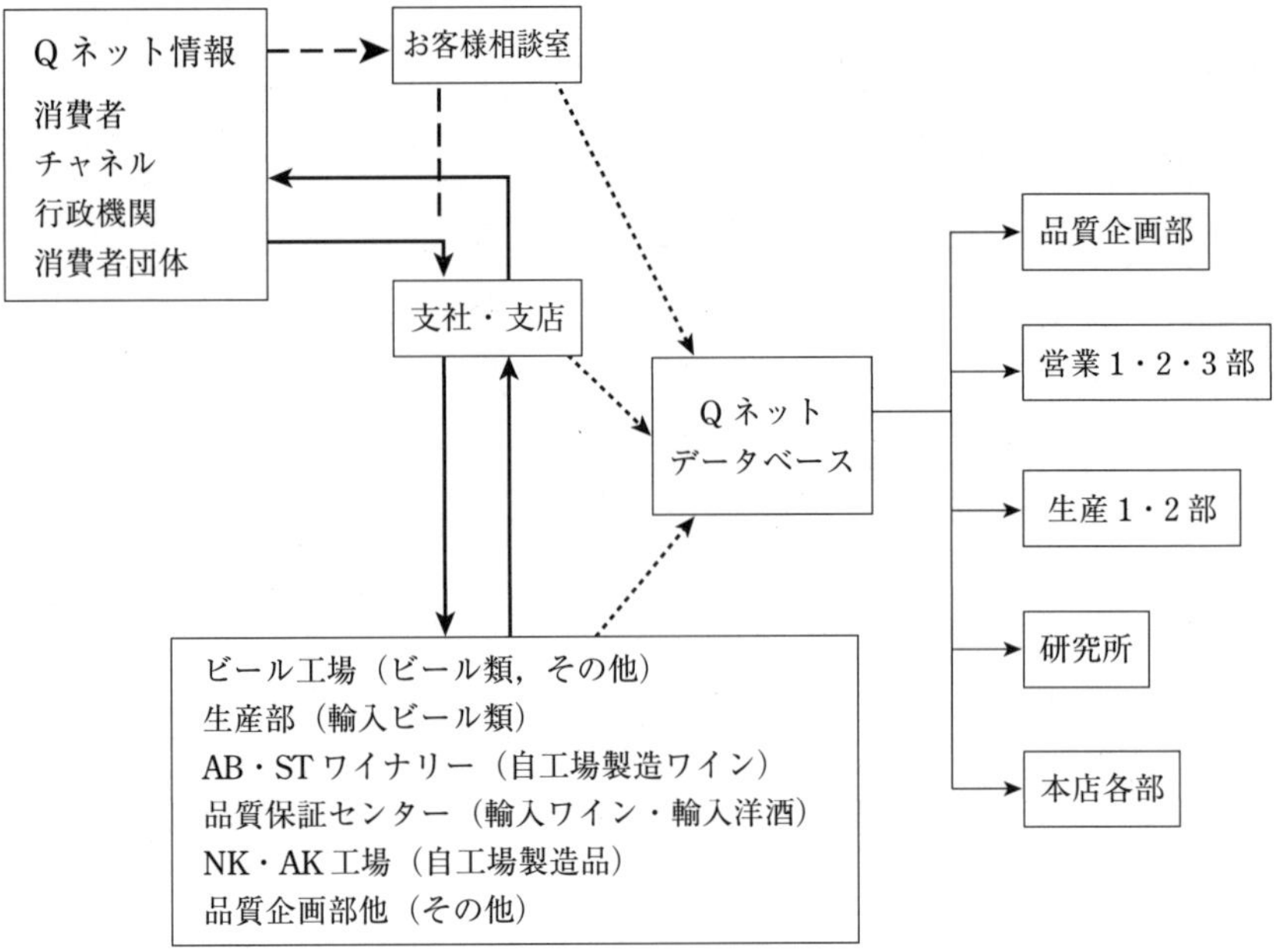

図4·12　Qネット業務フロー

を基本に対応しています。

（1）　Q発生状況

二〇〇〇年に発生した低脂肪乳食中毒事件で消費者の食品に対する関心・不信感が高まり、当社もQ情報が急増しましたが、二〇〇二年末にはその影響も無くなったと見ています。

ビールQとしては、①いつもと違う・美味しくないと言われる味に対するもの、②ビールが漏れている・中味が少ないなどの入味量に関するもの、③缶が変形しているといったものを多くいただきます。原因はビール商品特性の欠点に記載した項目にあるものがほとんどです。特に缶ビールは通常の取扱いでは十分な強度を保持していますが、缶体がアルミのため変形しやすく、鋭利な物が当たると穴が開きビールが漏れてしまいます。消費者の気づかないところでの発生が多く、原因が特定できないこともしばしばあります。

（2）　Q現品の解析について

異物が入っているというQ情報は食品メーカーとして

非常に警戒しています。現在の製造工程では通常混入が考えられないが一〇〇％か？　といわれると、なかなか証明はできません。混入していたとされる異物の解析には細心の注意と様々な機器分析を活用しています。以下はその一例です。

① ビール中での混入異物の変化：異物が入っていた場合の形態・中味ビールの変化とQ情報現物の状況とを比較できるようデータベースを蓄積する。
② PCR法による微生物菌種特定：ビール中で増殖可能かどうかの判定
③ DNA鑑定による混入異物特定：植物・動物の種の特定など
④ FTIRによる混入異物推定：異物の物性・材質などの推定
⑤ 毒物混入検査（ヒ素・シアン・農薬）・急性毒性試験：体調不調に対する対応
⑥ カタラーゼおよびコリンエステラーゼ測定：昆虫混入時期・死後の経過時間の推定

（3）　Q情報からの改善事例

お客様から頂いた情報を謙虚に受け止め品質向上に努めています。以下は、実際に開発改善した一例です。

① 開栓時口欠け：空瓶検査機の開発
② 王冠さび：打栓機スロート形状変更、カットエッジ部をコーティング
③ 異種王冠：異種王冠検出機の開発
④ 缶底印字不良：缶底印字検査機の開発と精度向上
⑤ 異物混入：実缶検査機の開発と精度向上
⑥ スタイニーボトル：シュリンクフィルムカット形状、ミシン目改善

五・三　おわりに

・お客さまの信頼と満足を得るために↓お客様へ「安全・安心」を提供し、お客様の「信頼」を獲得
・安全を確保するために↓科学的根拠に基づいた判断基準による工程管理と品質保証の実践
・安心して飲用していただくために↓お客様への品質（安全）情報の開示と商品知識の提供
・信頼を得る↓客観的な当社品質の評価を基にした品質保証レベルの維持向上
これらを念頭に常にお客様の満足を得られる商品を提供し続けてまいります。

（飯田徹也）

六　中小食品企業の取り組みと群馬県の事例

六・一　「食の安全」に関する経営方針

（一）「食の安全」に関する基本理念

最近は中小食品企業でもＩＳＯの認証を取得することはごく普通のことになりました。ＩＳＯ９００１：２０００（品質マネジメントシステム）のなかでも、経営者の責任としてトップマネジメントは品質方針を設定し確実にするこ

とが求められています。

企業が食の安全にかかわる理念を掲げるとき、その基本は消費者への「安心の提供」と企業の「安全の確保」ということです。

ある企業では「私たちは消費者に安心していただける安全な食品づくりを目指します」を経営者の品質方針として、すべての従業員が分かるように社内の数か所に掲示しています。ただ、このような品質方針を掲げること自体は、特に難しいことではありません。この品質方針をどのようにして実践し、維持継続するのかが難しいのです。その実践と維持継続ができる「力量」の差が企業の評価とレベルを決めることになります。その「力量」は厳しい経営と価格競争のなかでトップマネジメントが、経営資源をどの程度、どのように注ぎ込むのかという「企業姿勢」で決まることだと思います。

（二）　消費者に対する信頼性の確立

それでは消費者は「食の安全性」についてどのような点に不安を感じているのでしょうか。

群馬県食品安全会議が平成十五年四月に実施した食品表示ウォッチャー二二〇人（回収数一一〇人）に対するアンケート結果では、「食品の安全性に関して特に不安に感じていること」は図4・13のように残留農薬や輸入食品についてで、回答した人の半数以上が不安材料としています。次いで食品添加物、表示の偽装の順になっています。

残留農薬や食品添加物は一般的にこのようなアンケート結果で常に上位にある項目で、化学物質の残留による健康危害のリスクを極力さけたいという意識がうかがえます。

逆に、平成十四年にO157食中毒で栃木県内の施設で九名亡くなっていますが、有害微生物（食中毒などのリスク）

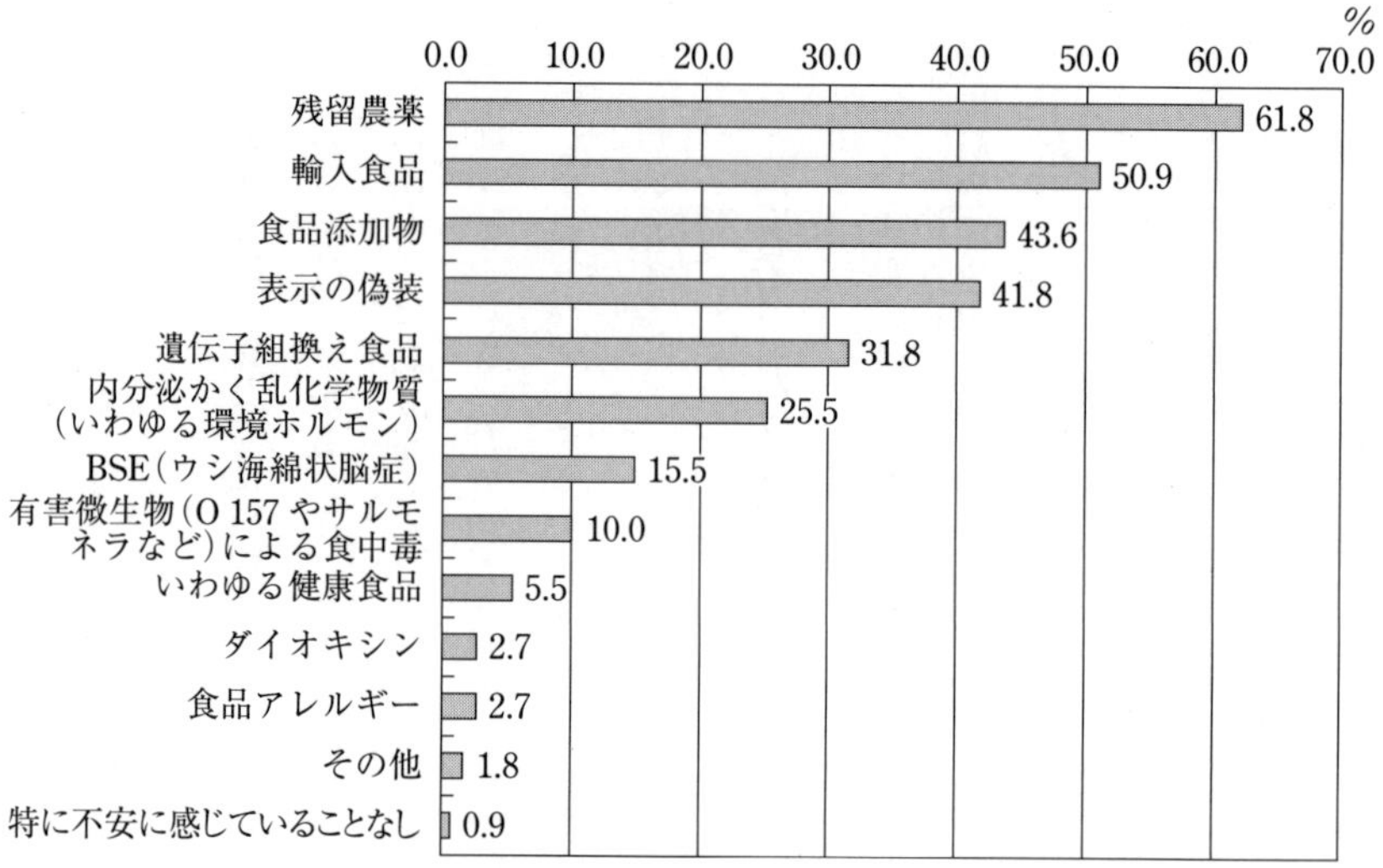

図 4・13　食品の安全性に関して特に不安に感じていること
（110人中，複数回答 3 つ以内）

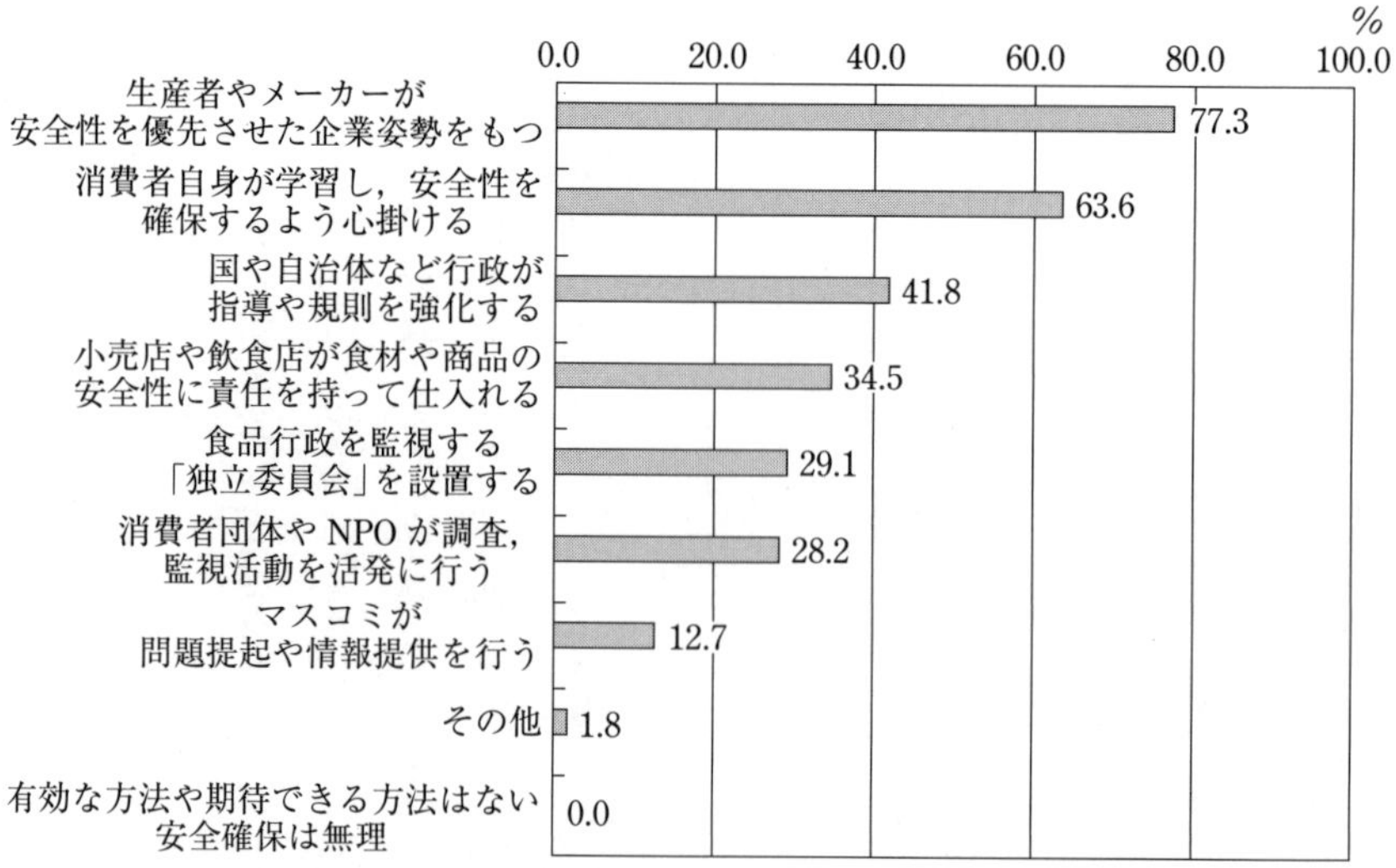

図 4・14　食品の安全確保のために最も有効な方法や期待できる方法
（110人中，複数回答 3 つ以内）

について不安とした人は一〇・〇%でした。

また、「食品の安全性確保のために最も有効な方法や期待できる方法」についてのアンケート結果を図4・14に示しました。

生産者や食品メーカーに安全性を優先させた**企業姿勢を求めるもの**が七七・三%と一番多く、次いで、「**消費者自身が学習し**」賢い消費者となることを選択した人が六三・六%と高い数値を示しました。

消費者が安全性確保に取り組む企業の姿勢をいかに強く求めているかがよく分かります。

(三)　安全性管理技術の向上

(1)　残留農薬について

企業として残留農薬の問題は避けて通れません。残留農薬を定常的に自社で検査することは現状では費用などの問題もあり難しいことです。多くの企業では原料受入時に「検査成績書」、「品質保証書」などを添付してもらい、それを確認しています。企業によっては一年に数回、依頼分析により特定の残留農薬についてのみ問題がないことを確認しています。また、受入責任者が現地に赴き農薬使用の記録を確認することもあります。ただ、契約栽培以外では農薬使用の実態を確認するのはまだまだ難しいようです。

国内原料では生産者に使用した農薬を記録するようにあらかじめお願いして、品質管理担当者が一年に一回現地を訪れてその記録を確認している企業もあります。群馬県では農薬適正使用条例ですべての農家が農薬使用状況などを記録し、その記録は三年間保存するよう努めるものと決められています。県では生産者の指導にも力を入れています。

一方、輸入野菜については日本から専任の技術者を派遣し、農薬の使用管理、堆肥作りと土作りから栽培出荷までの指導を行い、トレーサビリティを明確にした上に、残留農薬検査を実施しています。出荷前の畑から無作為にサンプリングし農薬検査（現地企業の自主検査）を行い、出荷時点で第三者機関の農薬検査を行い、さらに輸入した時点で第三者機関での検査を行うなど三段階での検査で合格したもののみが店頭での販売になるという徹底した管理を実施している事例もあります。

(2) 製造設備改善などについて

安全性管理技術のなかで欠かすことができないのは金属検知機の設置です。金属検知機工程はどの工場でもHACCPのCCP（必須管理点）としていますが、USDA（米国農務省）のHACCPでは直径二mm未満の鉄（Fe）は安全上の危害として認めていない事例もあり、輸入原料をチェックする場合は注意する必要があります。

このほか、ガラス片、小石、プラスチック片などの混入をチェックするためにX線異物検査装置を導入する企業も増えてきています。

殺菌剤、洗浄剤などの誤使用による化学的危害発生を防止する手段の一つとして、これらのものはすべて製品安全データシートの取得を確認して購入し、購入後は施錠された保管庫で保管しています。また、日々の使用量が決められたとおりの適正な範囲内であることをチェックしています。

豆腐製造業ではカット作業やパック詰めなどの手作業を機械化してクリーンルームで行い初発菌数を減らし、賞味期限内の品質の安定化を図る試みも行われています。

六・二　製造における品質保証システム

（一）「食品の安全性」と「食品の適切性」について

食品製造企業にとっての「安全の確保」とは具体的にはどのようなことでしょうか。

例えば、残留農薬やBSEの問題について、消費者に「安心の提供」を行うために「安全の確保」の取り組みを行う場合、農場から食卓までの一連の「食」の安全確保の流れの中で、食品企業が単独で取り組んで消費者に安心していただけるようにするには限界があります。

食品製造企業に求められているは、この流れの中で加工される「食品」の安全性を強化することに努めることだと思います。

ところで、「国際食品規格　食品衛生ベーシックテキスト」（Codex Alimentarius Commission Food Hygiene–Basic Texts, 1997）では「食品の安全性」や「食品の適切性」について定義しています。食品の安全性とは「食品が意図する用途に従って、調理および／または食されたとき、消費者に障害を与えないという保証」です。また、「食品の適切性」とは「食品が意図する用途に従って（調理および／消費されるとき）、（軟質異物の混入がなく、また品質なども人の消費が（人が消費するときに）許容できるという保証」です（カッコ内は筆者補記）。つまり、「食品の安全性」と「食品の適切性」を分けて取り扱い定義しています。

例えば、異物混入防止対策の場合、異物は「食品の安全性」を確実にするうえで問題となるガラス片、金属片、小石などの硬質異物と、「食品の適切性」が欠如していると考えられる毛髪、糸くず、紙片、輪ゴムなどの軟質異物に分けられ、異物混入防止対策のうえからはその対処の仕方が違います。すなわち、原料選別工程でガラス片が発見された場合など少なくてもそのロットを中心に前後、計三ロットは廃棄または返品しますが、毛髪混入が発見された場合などはそのような措置はとりません。

最近はX線異物検査装置が導入され、原料選別工程で硬質異物を見逃してしまったような場合でも、包装された製品の段階で出荷前に硬質異物の検出が可能になりました。

消費者が不安に感じ、どの企業も真っ先に取り組んでいるのが有害微生物による食中毒対策です。食品衛生ベーシックテキストでは食品の安全性強化の方法としてHACCPを基軸にした対応を推奨しています。

（二）正しいHACCPの導入

ところで、品質保証システムの一つにHACCPがあります。HACCPについては食品衛生法の「総合衛生管理製造過程」とは別に、最近「正しいHACCP」の普及と導入が必要だと言われています。

HACCPでは「CCP」を「重要管理点」としていますが、現場の作業者には説明しづらく、また、理解しにくい訳語です。それは管理している項目はすべて重要だからです。製造現場で品質を作りこむときに重要でないものはありません。そのなかでもベーシックテキストで定義している「食品の安全性」に直接関わる管理事項、例えば、加熱工程、冷却保管、金属検知機、X線異物検査装置などの管理は「必須管理点」[2]として管理した方が現場は理解しやすいと思います。

「食品の安全性」を強化、確保するためにHACCPによる対応を実践するにしても、総合衛生管理製造過程の求めていることをそっくり適用するのは大変です。本来、HACCPは承認を得るというものではなく、自己責任において自主管理するものです。自分で自信を持って安全であると考える条件でHACCPの七原則を適用し、システムとして運用すればよいことです。HACCPはすべての工場が導入すべきだと思います。

（三）　システムの維持・継続

「正しいHACCP」を軸にしたシステムを構築して、それを維持継続しなければなりません。そのために経営者の品質方針である「消費者に安心していただける安全な食品づくりを目指します」に従って作業することです。具体的には、決められた作業者はCCP（必須管理点）のチェックとその記録の記入、確認を、その他の作業者はクレームを減少させることだ、として全員参加で、「私たちは5SとPDCAの回転を実践し、クレームを減少させます」という標語を図入りで掲示し、作業者の理解と協力を求めています（図4・15）。

さらに、クレームはどのような種類のものが、どの程度発生しているか必ず現場にフィードバックしています。どのようにしてフィードバックするか、すなわち全員が確認し、そのうえ改善に参加できることが重要です。

このように消費者が求めている食品の安全性を優先させる「企業姿勢」は、トップマネジメントの品質方針（トップダウン）に従って従業員、作業者全員で作り上げていくものだということを一人一人が自覚認識できるようにすることです。女性パート従業員の多い職場では作業者自身が消費者でもあるという自覚を持ってもらうようにすると、細かいところに目が行き届き職場の改善が進み（ボトムアップ）、PDCAの回転が進みます。PDCAを回転させる責任者は工場長です。さらに工場長は行政との連携も緊密にして食品の安全性確保に関する手法、情報収集などにも努めています。

食品の「安全確保」は企業の自主管理で行うことが、食品安全基本法のリスク管理で求められている重要事項の一

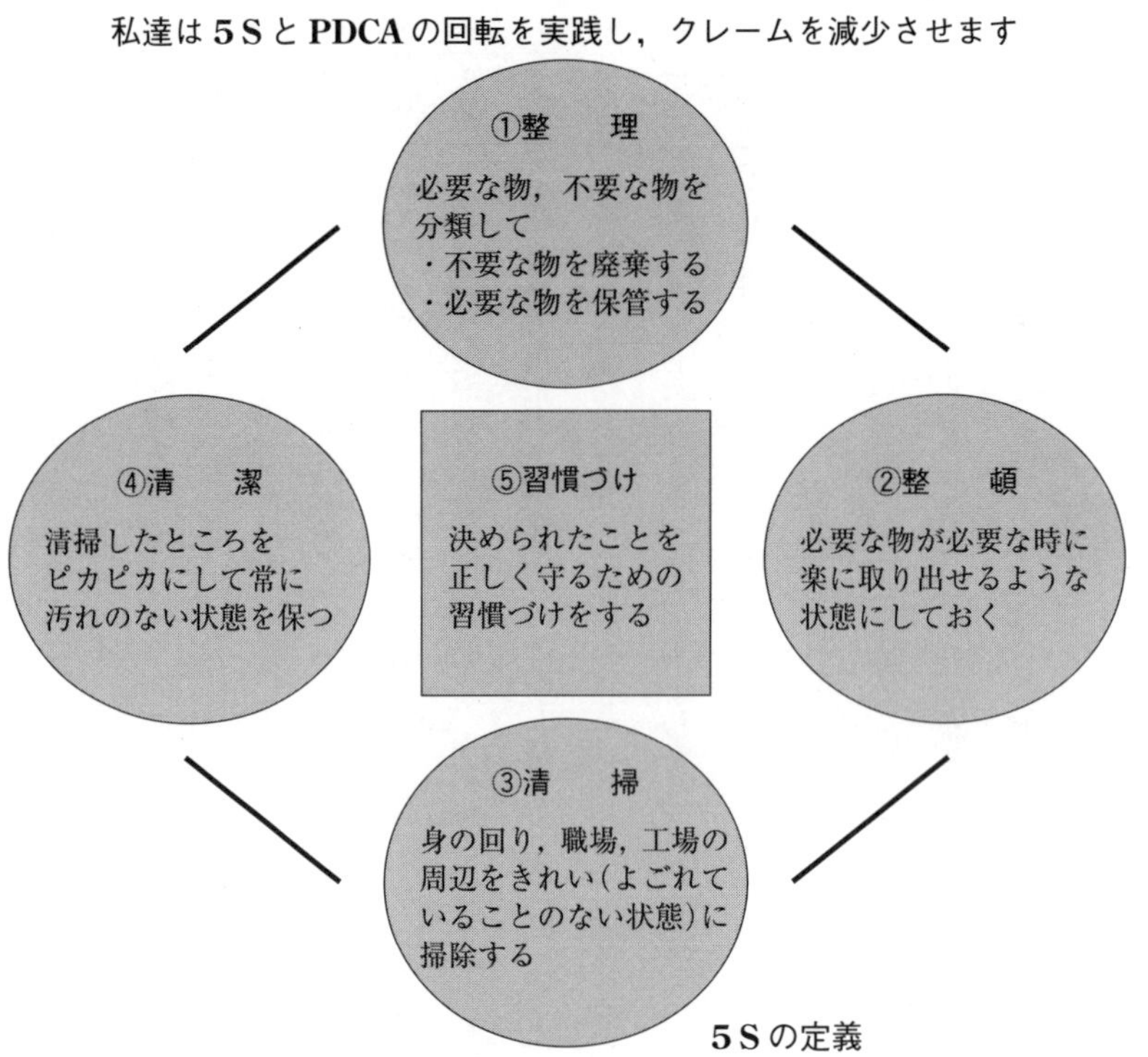
私達は5SとPDCAの回転を実践し，クレームを減少させます
①整　理
必要な物，不要な物を分類して
・不要な物を廃棄する
・必要な物を保管する
②整　頓
必要な物が必要な時に楽に取り出せるような状態にしておく
③清　掃
身の回り，職場，工場の周辺をきれい(よごれていることのない状態)に掃除する
④清　潔
清掃したところをピカピカにして常に汚れのない状態を保つ
⑤習慣づけ
決められたことを正しく守るための習慣づけをする

5Sの定義

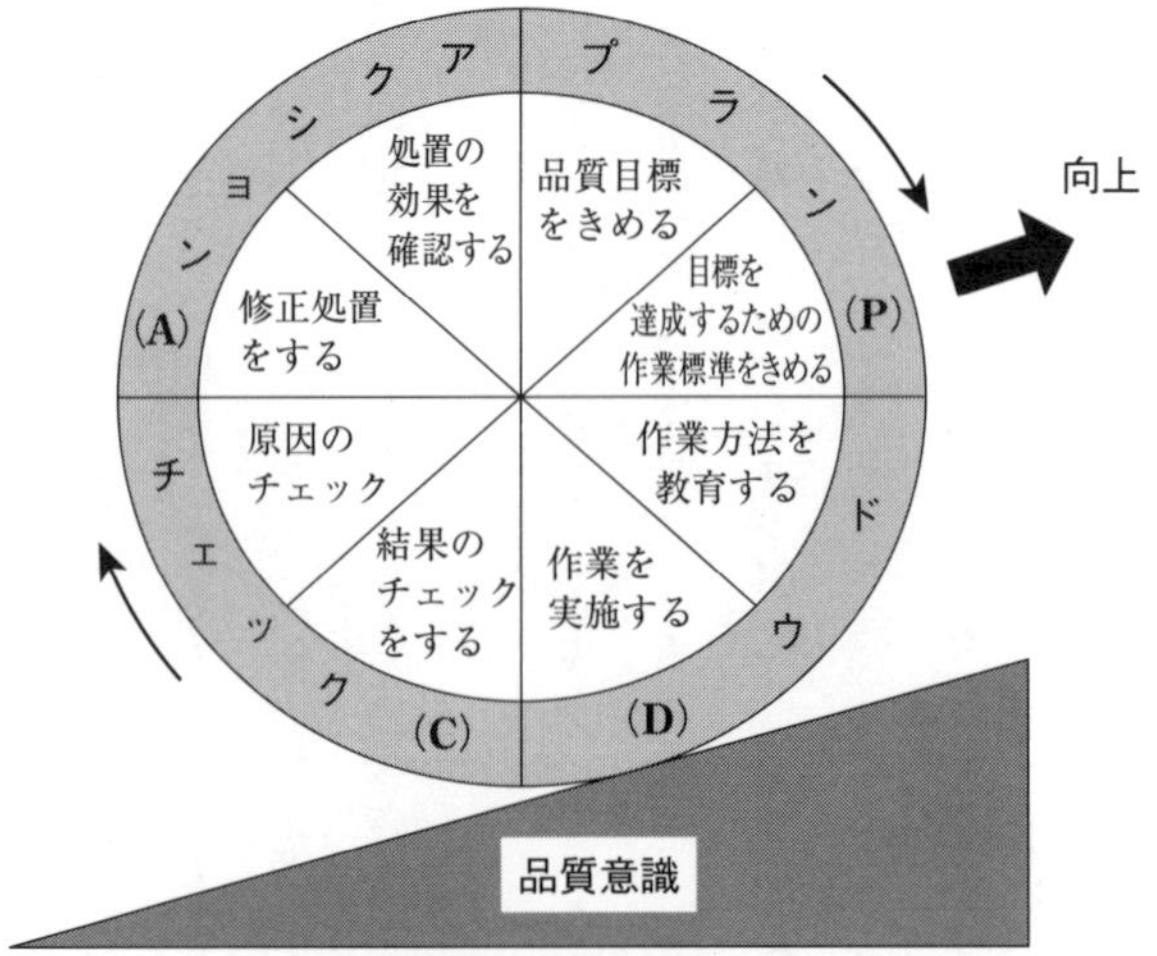
プラン (P)
品質目標をきめる
目標を達成するための作業標準をきめる
ドウ (D)
作業方法を教育する
作業を実施する
チェック (C)
結果のチェックをする
原因のチェック
アクション (A)
修正処置をする
処置の効果を確認する
向上
品質意識

PDCA管理のサークル

図4·15　全員参加でクレームを減少させるための標語(3)(4)

つだと思います。

六・三　国ができないことでも地方公共団体が取り組めばできるという群馬県の事例

群馬県は平成十四年四月、食品の安全を確保し、県民に安心を提供するため全国に先駆けて知事直轄の組織である群馬県食品安全会議を設置しました。部局を超えた食品安全行政の総合的調整を行うための機能を充実させ、今後の食品安全行政の円滑な推進を図っていくとしています。このような取り組みは食品加工に携わる者が行政に強く望むことの一つです。

この会議の主な特徴は次のとおりです。

① 食品安全行政を一体的に推進するため、会議の議長を知事、議長代行を副知事とし、委員として食品に関係するすべての所属の長（課長）、座長として食品安全会議事務局長があたります。

これにより、いわゆる縦割りの発想を排し、県民の安全を守るための総合的な施策が展開できるとともに、新たな課題が発生したときの迅速な対応が可能となります。

② 食品安全行政を推進するにあたり、食品の生産から消費に至るまでの幅広い分野からの意見を県政に活かすため食品安全県民会議を設置します。

③ 食品安全県民会議の意見などを受け、特に必要だと思われる特定案件については、食品安全会議内に関係する委員で構成する部会を設置し、専門的な調査検討を行います。

食品安全県民会議のメンバーは学識経験者、消費者、生産者、食品加工業者、物流業者、小売業者などの各分野からの二一名で構成され、毎回の会議では活発な意見が述べられ、その内容はホームページでも公開されています。

一方、こうした会議とは別に誰でも参加できる食品安全会議主催の公開討論会「食品安全語部《かたるべ》の会」も開かれ、食品企業からも多数が参加し、消費者をはじめ生産者などの生の声に耳を傾け、品質保証書だけに偏りがちな自社の残留農薬問題などへの取り組み方を考える機会としています。

群馬県は「農薬適正使用条例」を制定し、食品の危害因子の高度化、多様化、農薬適正使用条例の執行担保への対応などのために食品安全検査センターを設置しました。

さらに食品の安全性などに関する各種の施策の総合的推進を図るための基本的な法的枠組として「食品安全基本条例（仮称）」の制定に向けて取り組んでいます。

図4・16に、食の「安全の確保」・「安心の提供」のための取り組みを全体的にイメージできるよう、群馬県が平成十五年二月三日に開催した第四回食品安全県民会議で参考資料として使用した図を示しました。

以上、群馬県の取り組み事例の一部を食品加工業者の立場から簡単に紹介しました。

中小食品企業は、行政が行う生産から消費までの全体を考えた総合的な施策を確実に実施するための、リスク管理の仕組みや対策を十分に理解したうえで、自主的に取り組まなければなりません。

自主的取り組みの一例として、「正しいＨＡＣＣＰ」の導入や、全体を把握できる責任者（工場長）がリーダーシップを発揮し、５ＳとＰＤＣＡを一体化させたボトムアップによる現場改善を実践することが職場の信頼関係を構築し、「安全な食品づくり」のための大きな力になります。

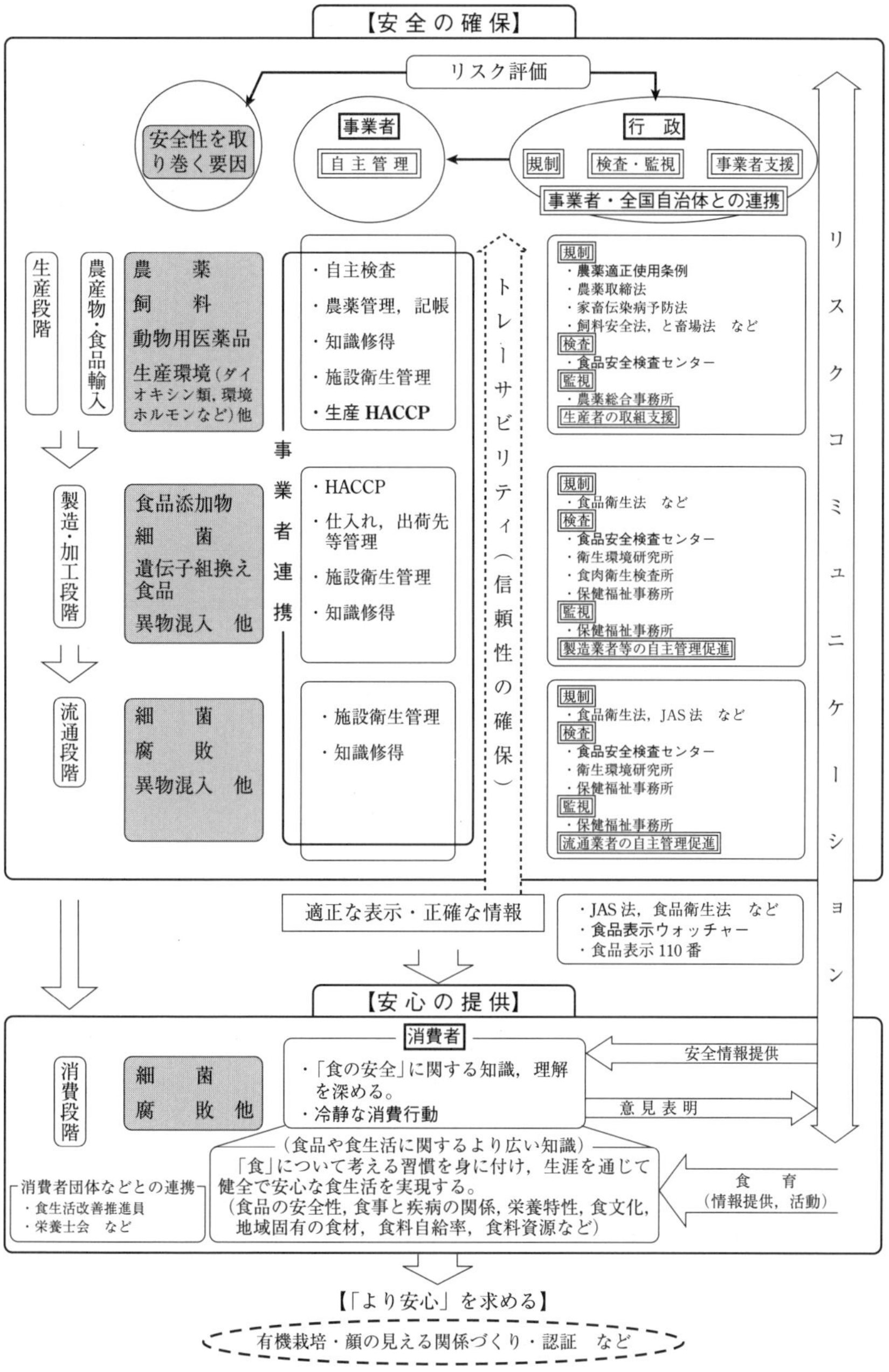

図 **4・16**　食の「安全の確保」・「安心の提供」のための取り組み（イメージ図）

参考文献

（1）正しいＨＡＣＣＰ
西川研次郎：正しいＨＡＣＣＰの普及を、フードリサーチ、五七九巻、九号、一二頁（二〇〇三）
（2）必須管理点
西川研次郎：正しいＨＡＣＣＰを理解するために、月刊ＨＡＣＣＰ、九巻、七号、八七頁（二〇〇三）
（3）5Ｓの定義
ＰＨＰの研究所：工場5Ｓ実施マニュアルを参考にして作成
（4）ＰＤＣＡ管理のサークル
佐川泰久：新・品質管理のすすめ、（社）日本農林規格協会（一九九三）を参考にして作成

（櫻井勇平）

第五章　海外の食品の安全性について

一　中国における食品の安全対策

一・一　はじめに

中国の農業は一九八〇年代に大きく発展し、一九九〇年以降の国内穀物生産量は四億トン、一人当たりの穀物生産量は三八〇kgを維持しています。このような環境のもと、中国のエンゲル係数は、一九九〇年の六〇・三％から二〇〇〇年には四六・〇％まで急速に減少し、消費者の食品に対する関心は量から質へと移っており、残留農薬や重金属のような汚染物質や有害微生物のない安全で、栄養的にバランスのとれた食品への需要が高まっています。また、中国は二〇〇一年に世界貿易機関（ＷＴＯ）のメンバーになり、このことによって、食品安全などの国際基準に適合した農産物や食品を生産・流通する必要性に迫られています。

一・二　食品の汚染実態

中国における食品安全状況はこの二〇年間に大きく改善されました。保健部（省）によれば、検査を受けて食品衛生基準をクリアした食品の割合は、一九八二年が六一・五％、一九九四年が八二・四％、二〇〇一年が八八・六％と着実に上がっています。(1) さらに、二〇〇一年における食中毒の発生件数、患者、死者はそれぞれ七〇六件、二二一九三人、一八四人であり、一九九六年から二〇〇〇年の五年間の平均値と比較してそれぞれ四六％、三六％、三七％低くなっています。もっとも実際の発生件数、患者数、死者数はこれらの公式数値の一〇倍であるといわれています。

中国における過去二〇年間の経済成長は食中毒の発生状況を変えており、先進諸国の場合と同じように、食中毒は家庭での発生よりもむしろ学校給食やレストランでの発生のほうが深刻になってきています。すなわち、大規模な食品工場や給食産業が食中毒菌で汚染した食品を広域に流通させることにより、一度に多くの患者が出るようになってきました。例えば、二〇〇一年九月に、吉林の北東部都市で六〇〇〇人以上の学生が学校給食での豆乳が原因で食中毒を起こし、めまい、ひきつけ、嘔吐などの症状を示しました。また、同じ月に、四川省で約六〇〇人の学生が似た病状で入院しました。

しかし、中国では、病原菌よりも化学物質による食品汚染のほうが深刻です。中国の検査当局が二三都市で入手したインゲンマメ、カリフラワー、トマト、キャベツ、キュウリなどの野菜の一八一サンプルを検査したところ、四七・五％が国の残留農薬基準よりも高いレベルにあることが分かりました。サンケイ新聞が二〇〇一年十二月十一日にこのことを記事にしたのが、中国野菜の残留農薬問題について注目を集めた最初のマスコミ報道です。北京で売られている果実や野菜について二〇〇〇年に行った調査では二〇％が残留農薬基準を上回っていたという報道もあります。二〇〇二年の春から夏にかけて、日本のマスコミは連日中国から輸入された冷凍野菜の残留農薬汚染について報道しました。一方で、基準を越えて農薬に汚染されている野菜は中国で流通しているものの四～五％であるとの報告もあり、農産物の残留農薬汚染の実態はよく分からないというのが実状です。

一・三　緑色食品

中国政府は、一九八〇年代後半から一九九〇年代の初めにかけて、組織的に緑色食品の運動を開始しました。緑色食品は、持続可能な発展のための特別な条件下で生産加工された安全かつ高品質で栄養価の高い食品と定義されており、政府の認めた機関によって認証されて、緑色食品のロゴを付けて売ることが許されているものです。(2)〜(7)

一九八九年十二月十四日に、中国政府は、農民収入を増やして、持続的な農業を可能にし、消費者ニーズに適合した農産物を生産することを目的に、農業部（省）に所属する農業環境保護センターを設立して緑色食品の活動を開始しました。緑色食品の最初の狙いは、農薬と肥料の使用を減らすことにありました。一九九〇年五月に、農業部は、「緑色食品」を認証する緑色食品発展室を設立し、緑色食品の基準を定めました。その基準を満たす場合は、緑色食品のマークを用いて緑色食品の表示をできるようになりました。一九九二年十一月に、農業部に所属する中国緑色食品発展センターが、緑色食品の開発と管理を組織的に行うために設立されました。

一九九三年に、中国緑色食品発展センターは国際有機農業運動連盟のメンバーになり、それに伴い、緑色食品マークの管理に関する規則を改正し、緑色食品をA級とAA級の二つに等級分けしました。AA級緑色食品は有機食品の国際基準を満たすものであり、A級緑色食品は安全性に問題のない量と種類の農薬の使用を認めるものです。遺伝子操作により作り出した農産物は、AA級およびA級のいずれの緑色食品においても認められません。A級緑色食品は、AA級ほど厳しい条件で栽培されないために価格もそれほど高くなく、かつ従来の農法により生産される食品と比較して有害な残留物ははるかに少ないので、生産者と消費者の両方にとってメリットのあるものです。A級緑色食品は国内市場をターゲットにしたものです。一方、AA級緑色食品では、化学肥料、農薬、家畜用薬品、植物調節剤、動

表5・1　2001年における緑色食品の生産状況[2]

地　域	生産者数	製 品 数
北　京	27(2.2%)	90(3.8%)
天　津	17	30
河　北	28(2.3%)	72(3.0%)
山　西	44(3.6%)	107(4.5%)
内蒙古	59(4.8%)	183(7.6%)
遼　寧	65(5.3%)	104(4.3%)
吉　林	68(5.6%)	106(4.4%)
黒龍江	204(16.8%)	401(16.7%)
上　海	20	54
江　蘇	87(7.1%)	118(4.9%)
浙　江	17	19
安　徽	47(3.9%)	80(3.3%)
福　建	66(5.4%)	129(5.4%)
江　西	36(3.0%)	48
山　東	82(6.7%)	150(6.3%)
河　南	17	27
湖　北	50(4.1%)	96(4.0%)
湖　南	28(2.3%)	67
広　東	57(4.7%)	87(3.6%)
広　西	12	19
海　南	5	11
四　川	31(2.5%)	103(4.3%)
貴　州	10	68
雲　南	19	29
西　蔵	1	1
陝　西	19	34
甘　粛	19	39
青　海	11	19
寧　夏	13	19
新　疆	55(4.5%)	87(3.6%)
重　慶	3	3
合　計	1,217(100%)	2,400(100%)

表5・2　2001年における緑色食品の内訳[2]

品　目	製品数	%
果　実	176	7
アルコール飲料	164	7
穀物・油	664	27
野　菜	424	18
水産物	40	2
肉・卵・乳製品	358	15
清涼飲料	369	15
その他	205	9
合　計	2,400	100

物成長剤、食品添加物、飼料添加物などの使用はいっさい禁止されています。ＡＡ級緑色食品は、価格が非常に高く、主に外国への輸出を目的としています。

一九九四年に、中国政府は二十一世紀の政策方針を出し、その中で、緑色食品業界の発展と食品衛生検査の強化を打ち出しました。二〇〇一年末には、緑色食品は一二一七の生産者により二四〇〇品目が市場に出されました（表5・1）。そのうちＡＡ級が五三品目、Ａ級が二三四七品目でした。中国市場における緑色食品の内訳は、穀物・油が二七％、野菜が一八％、清涼飲料が一五％、肉・卵・乳製品が一五％でした（表5・2）。緑色食品

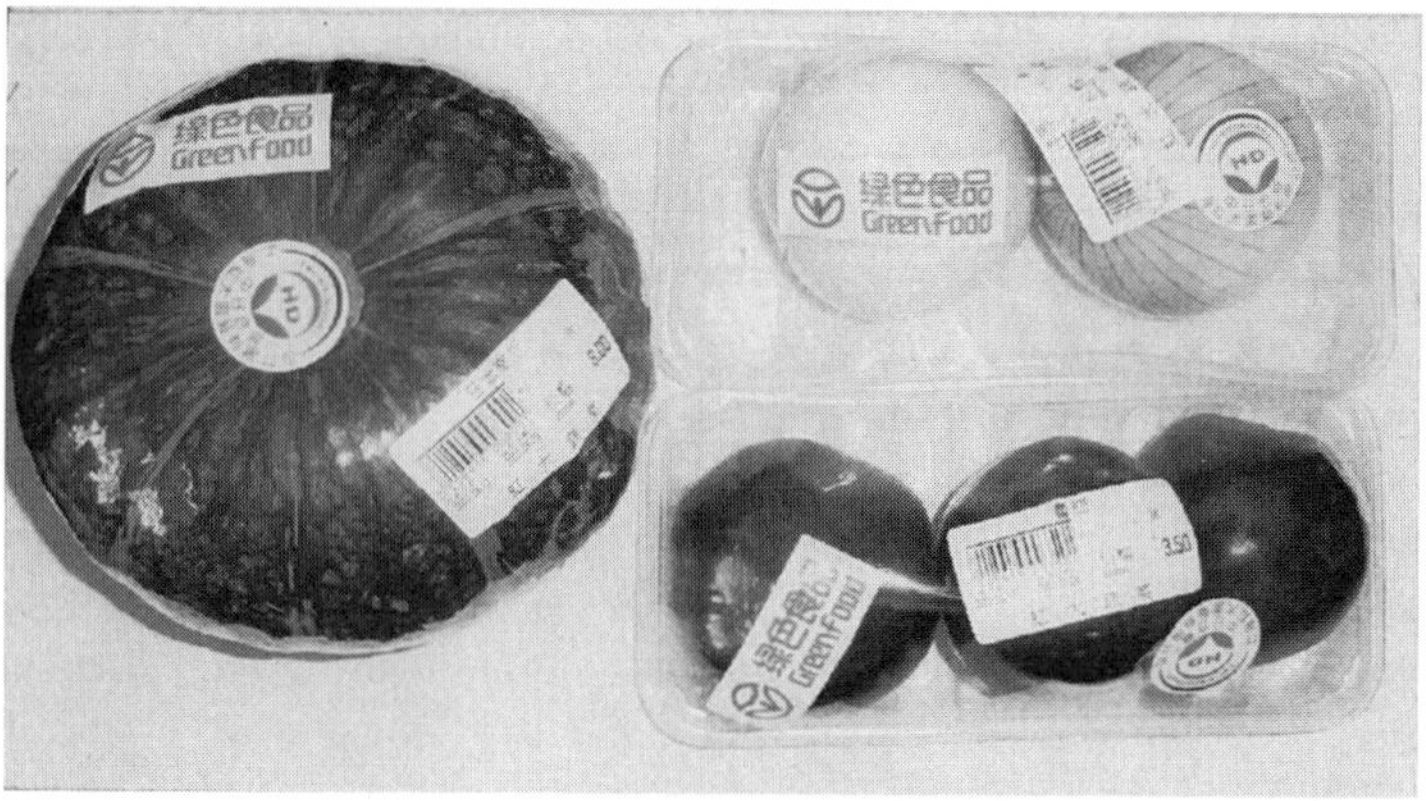

図5·1　農産物の緑色食品の例

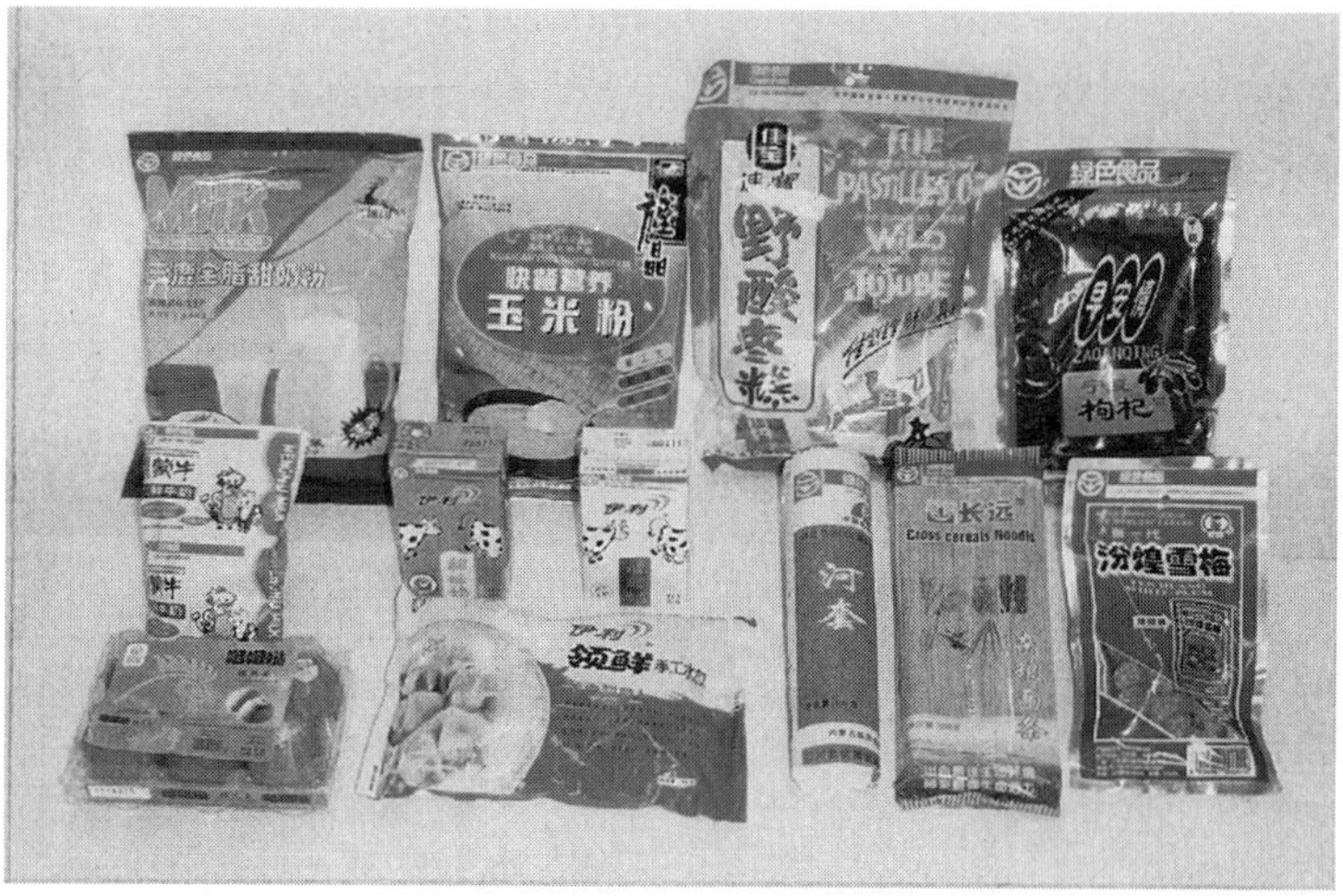

図5·2　加工食品の緑色食品の例

の主要な製品は米・米製品、乳製品、お茶であり、それぞれ、二二一〇品目、二五二品目、一五一品目でした。緑色食品への取り組みには地域差があり、黒龍江、江蘇、山東などの地域では積極的に緑色食品を生産しています。緑色食品の販売額は、毎年およそ三〇%増加しており、二〇〇一年には四〇〇億元に達しました。二〇〇一年に市場に出された緑色食品の総量は二〇〇〇万トン以上であり、二〇〇五年には四〇〇〇万トンに達すると予想されています。緑色食品は農産物（図5・1）と加工食品（図5・2）の両方に適用され、緑色食品に占める第一次産品の割合は約三〇％、加工食品の割合は約七〇％です[3]。

一・四　有機食品

国家環境保護局の南京環境科学研究所は、一九九〇年に中国の組織としては最初の国際有機農業運動連盟のメンバーになり、一九九四年に有機食品発展センターに改名されました。有機食品発展センターは世界中の有機食品関係機関と広範囲にわたる協力関係を持っています[8][9]。

有機食品は、ほとんどＡＡ級緑色食品と同じレベルにあります[6]。国家環境保護局は「有機食品表示管理規則」、「有機食品生産加工のための技術基準」により有機農産物の生産を推進しています。国家環境保護局によって最近設立された有機食品認定委員会は、有機食品の認証者の登録と認定の準備を完了しました。すべての有機食品認証希望者は、有機食品のロゴの使用許可を申し込むことができ、有機食品認証委員会の承認を得た後に、有機食品のロゴを使用することができます（図5・3）。認証される大部分の食品は外国に輸出され、中国内に流通するのはごく少量です。二〇〇〇年の有機食品の輸出は、前年と比較して六六％増加して二億元に達しました。二〇〇一年末には、約二〇〇の業者が、有機食品の生産、加工、流通の認証を得ました。

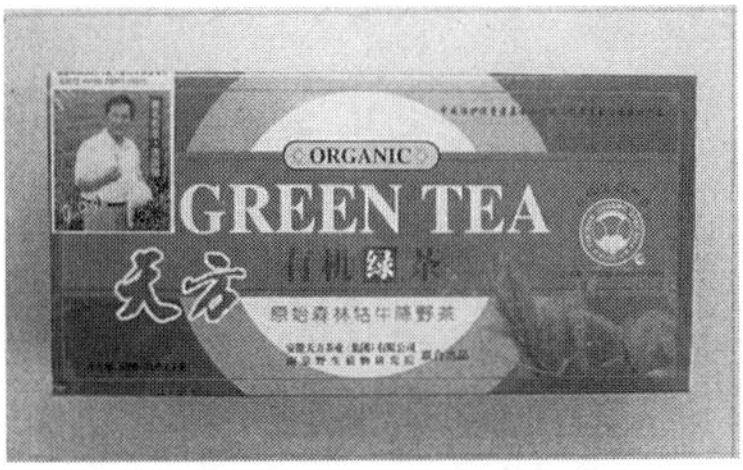

図5·3　有機食品の例

一・五　無公害食品行動計画

ほとんどの生産者にとって緑色食品や有機食品のための基準を満たすことは困難であるので、中国政府は農民に対して徐々に農薬や肥料などの使用量を減らすように指導しています。農業部は、農産物中の農薬と肥料を徐々に減らして八～一〇年の間に無公害農業を達成するために、二〇〇一年に無公害食品行動計画を開始しました。[6] 無公害食品行動計画を成功させるために、中国政府は農産物の品質と安全性の基準、農産物の管理検査、安全性の保証、技術移転、関連法規の整備、農民・加工業者・流通業者への適切な情報提供を行うためのいろいろなシステムを構築しています。

農業部は、二〇〇一年六月にはじめて、七三品目（内訳は農産物が二六品目、畜産物が二四品目、水産物が二三品目）を対象に、無公害食品基準を策定しました。七三の基準のうち、二五は品質と安全性に関するもの、三八は生産技術と方法に関するもの、一〇は生産地域の環境に関するものです。同時に、各地方政府は、生産環境基準と生産物安全基準からなる独自の基準を公表しました。

一・六　おわりに

多くの日本人は、マスメディアによって報道されたニュースのために、中国の農産物が化学製品（特に農薬）によってかなり汚染されるという印象を持っています。しかし、中国は着実に農産物の安全性を改善するための措置を講じています。[10] 緑色食品、有機食品、無公害食品は、農業の持続的発展および国民の健康や環境の保護に貢献するだけでなく、中国農産物の需要を高めて輸出増に繋がるとともに農家収入を増やします。中国政府は二〇〇三年に入って食品の安全性を確保するための政策を強化しています。二〇〇三年三月には、食品の安全に対する監督管理体制を確立するため、「国家食品薬品監督管理局」が設立されました。これは国家薬品監督管理局（SDA：State Drug Administration）を改組して国家食品薬品監督管理局（SFDA：State Food Drug Administration）にしたものです。二〇〇三年八月には、国家食品薬品監督管理局、農業部、衛生部、品質検査総局、工商務局、商務部、公安部、税関総署が合同で、農産物の生産標準化の促進、近代的流通システムの発展、健全な食品安全基準と認証システムの確立、食品監督管理体制の改善、食品消費の安全性の確保を目的とした「食品安心プロジェクト」を開始しました。さらに、衛生部は「食品安全行動計画」を制定し公布しました。これに従い、食品安全法規・標準体系の改善が進められています。中国は、これらの施策により、食品の品質・安全性に係る基準を国際基準に統一し、国際基準に合った食品を生産・流通させることを目指しています。いっそう安全性の高い中国の農産物や食品が中国内外の市場に出てくるのもそう遠い話ではないでしょう。

参考文献

（1）中華人民共和国衛生部ホームページ　http://www.moh.gov.cn/
（2）中国緑色食品発展センター資料　Status of Green Food in 2001, China Green Food Development Center（2002）
（3）中国緑色食品発展センター資料　Green Food and sustainable agriculture development in China, China Green Food Development Center（2002）
（4）M. Dorgan：*Knight Ridder Washington Bureau Newspapers*, March 11（2002）

(5) Q. Guo and H. Chen：Similarities and differences between organic food and green food, *Chinese Journal of Cereal and Oil food Science and Technology*, **10**(2), 40–42（2002）
(6) Q. Li *et al.*：Comparison of Green Food, Organic Food and Pollution-free Food, *Food and Nutrition in China*, **34**, 58–60（2002）
(7) K. Liu：Concept and standard of Green Food, *Food and Nutirition in China*, **34**, 17–19（2002）
(8) 有機食品発展センター資料　Development of organic industry in China-A brief introduction, Organic Food Development Center（2002）
(9) 有機食品発展センター資料　An introduction to OFDC-SEPA, Organic Food Development Center（2002）
(10) 蔦谷栄一：中国農産物安全性確保への取組実態、農林金融、五月号、三三八–三五六頁（二〇〇二）

（林　徹）

二　欧米に学ぶ消費者のための加工食品表示

二・一　食の安全は科学の問題、安心は信頼の問題

一〇〇%安全な食品はありません。例えば、一度に二Lのウイスキー、五〇〇gの食塩、一kgの砂糖のどれかを摂れば、死の危険が待っています。一方で保存料のソルビン酸と食塩では、健康被害を起こす量はほぼ同じです。夏の朝食で、割った生卵を数時間そのままにしてからご飯にかけて食べ、サルモネラ菌で中毒死した人がいます。大腸菌O157中毒は挽き肉やモヤシを汚染源にすることが多いのですが、数個の菌を摂っても感染します。焦げたタンパ

ク質やワラビには発がん性があります。このように食の安全は、食べる側の衛生知識と、食品常識がなければ成り立ちません。

雪印乳業の乳飲料中毒事件は、HACCP認定の二つの工場で起こりました。これらは、常識では考えられないような初歩的なミスが原因でした。雪印食品の牛肉偽装事件以来、次々に大企業を含めた食品の不正が発覚し、食品企業に対する消費者の信頼が著しく失われました。法を遵守する生産者や企業にとって、これは大変迷惑なことです。

一方マイボイスコム社の調査では、食の安全に不安をもつ消費者は八〇％に達しました。BSEを除くその内容は、多い順に食品添加物、残留農薬、遺伝子組換え（GMO）食品、環境汚染物質、食中毒菌、アレルゲン物質でした。米国の七割の食品にはGMOが入っていますが、誰も病気になった人はいません。農薬の多用で健康を害した農民は多くいますが、最近は食品の残留農薬で病気になった例はありません。これらの不安のほとんどすべては、科学者と技術者の立場からすると、ナンセンスです。「食品の生産、製造、流通販売業者に法令違反がない限り、現在の日本には安全でない食品は存在しない」はずです。

二〇〇二年に、国民生活センターと全国消費者協会連合会の、食品表示についての消費者意識調査が行われました。結果は九割の消費者が食品表示に不満をもち、表示への消費者の信頼度が劇的に下がったことが分かりました。(1) 食品の購入で、価格や量目以外で重視する項目は、日付（九六％）、原産国（六四％）、食品添加物の種類（五八％）、国産品の産地（五七％）、GMO原料の有無（四八％）、農薬使用の有無（四三％）、原材料（四〇％）になっています。消費者に最も重視されるのは賞味期限ですが、食品の安全性、原産国、原産地、銘柄への関心の高さが示されました。しかもそれらの信ぴょう性を、五〇％前後の消費者が疑っていることが特徴で、最近この傾向が高まっています。

消費者が食の安全を疑い、表示に不満をもち、安心できずにいることは、生産者、流通業者、行政が信頼されていないためです。特にJAS法を定めながら、チェックを怠って不正をまん延させ、法律の執行を担保しなかった農水省の責任は重大です。消費者の信頼回復には、生産者倫理の確立と地道な実行、行政の厳正な取締りによる法の遵守徹底が必要です。そして食品企業の重要な課題は、食品添加物やGMO、残留農薬などの不安に対する、辛抱強い安全性の説明（リスクコミュニケーション）です。このPRの仕事は、行政の仕事ではありません。それらを用いて経済活動をする企業自らの責任でなされる必要があります。例えば、米国の日持ちGMOトマトは、長年にわたる企業のPRが消費者に理解され、導入に成功しました。これは軟化の原因になるペクチナーゼの作用を止めたもので、トマト加工に革命をもたらし、ケチャップの原価が大きく低下しました。

二・二　日本の食品規格と表示制度の欠陥

現在報道されている食品詐欺の大部分は、産地や銘柄の詐称であって、食品詐欺としては初歩段階に属します。一方で熟練した消費者にとって、穀物や生鮮食品の良否を判断することはそれほど困難ではありません。二〇〇一年のJAS法改正で、食品の産地や銘柄、原料に関する表示はかなり厳格化しました。しかし、食品の加工度が高まるにつれて、中味の真正評価は難しくなります。加工食品が本物（真正）であるか否かの判定技術は、欧米先進国には一〇〇年の歴史があって大変進歩し、未発達の日本とは格段の差があります(2)。

JAS法によると、加工食品の原材料名と添加物表示は、使用量の多い順にすべてを表示すればよいことになっています。それが真実である限り、異種タンパク質など、元来はその食品に含まれない原料や水増しがあっても、なんら法的問題がありません。農水省は食品の品質保証と取引の公正化のために、多くの食品にJAS規格を作りました。

表５・３　市販スライスハム類の成分と価格の比較

品　名	JAS	エネルギー (kcal)	タンパク質 (%)	脂質 (%)	炭水化物 (%)	食塩 (%)	肉　以　外 タンパク質	円/全タンパク質 1g*	円/肉タンパク質 1g*
ロース	特定	141	19.7	5.9	2.5	1.8	なし	17.2	17.2
ロース	上級	146	20.2	5.7	3.5	1.7	なし	14.6	14.6
ロース	標準	133	19.2	5.2	2.3	2.7	乳タンパク	14.3	15.1
ロース	JAS外	116	17.1	3.0	5.0	2.9	大豆，乳，卵	15.7	19.0
ボンレス	特定	155	24.0	6.0	1.4	2.2	なし	12.4	12.4
ボンレス	JAS外	103	16.3	1.6	5.8	2.5	卵，乳，大豆	14.6	17.9

＊ 結着剤の各タンパク質が１％として計算。

そしてＪＡＳ登録を受けて、規格に合致すれば、ＪＡＳマークが付与されます。しかし、ＪＡＳ規格外の製品の製造販売は自由ですから、ＪＡＳの規格以上の優良な製品がある一方で、水増しの多いＪＡＳ規格外製品が増えています。

例えば、ハム・ソーセージなどの肉製品のＪＡＳ規格品は、二〇〇一年には一六％にまで減少し、最近はＪＡＳ品が影をひそめ、規格外品が激増しました。規格外品は、ＨＡＣＣＰマークを付けたりしていますが、これらのほとんどは水増しされ、異種タンパク質や炭水化物で増量されています。ロースハムなどのＪＡＳ規格は、特定、特級、上級、標準の段階があり、特級では原料赤肉（脂肪を除いた肉タンパク質）の水分は七二％以下、タンパク質一八％以上とされています。ＪＡＳ品の水分は、ハム全体の七〇％を超えることは少ないのですが、ＪＡＳ外品は水分が七二％を超えるものが多く、しかも植物性など異種タンパク質が数％、デンプンや糖など炭水化物も数％入っています。最近のハムは蒲鉾《かまぼこ》に似ていて、焼くと真っ黒に焦げてチリチリになるのはこのせいです。この種のハムは国際規格ではハムではなく、ハムアナログ（ハムもどき）に該当します。当然のことですが表５・３に示すように、豚の赤肉当たりの価格は、低価格品の方が割高になります。

このような表示のあいまいさは、他にも多く見られます。例えば格安の清酒は、薄めた原酒を三分の一、薄めた醸造アルコールを三分の二使い、糖や有機酸などを加えた、いわば清酒入り合成酒です[3]。しかし品名表示は、この酒も吟醸酒も同じ清酒です。

せめて混合した醸造アルコールの％表示が消費者のための親切でしょう。

ＪＡＳ規格などでは、調製豆乳のように頭に「調製」の付く食品は、本来の食品ではなく「混ぜモノ」があることを意味します。調製とは都合のよい表現で、混ぜモノを連想しません。このように日本の食品規格には等級に加えて、あいまいな、もどき（擬き）食品規格が多いのが特徴です。消費者の利益を考えれば、せめて「**ＪＡＳ規格以下の内容組成の製品やもどき食品には、ハムなどの本来の名称を禁止**」すべきです。

ＦＡＯによる国際食品規格は、全世界の国々で採用可能な最低水準規格で、一食品に一規格が原則です。先進国には、国際食品規格以上の厳しい規格を定める国が多くあります。ＪＡＳ規格には国際食品規格以下のものがあり、農水省はＪＡＳ規格を国際食品規格に準拠するよう、改善するとしています。先進国の一員として、日本も加工食品全部に順次明確で単一の食品規格を作り、規格外の製品を排除すべきでしょう。

二・三　消費者のための表示制度を（ＥＵ、米国との比較）

ＥＵでは二〇〇〇年から、多種類の原料を用いた加工食品には、特徴的原料の％表示を義務化しました。いわゆるＱＵＩＤ（Quantitatively Ingredient Declaration）規制です。特徴的原料とは、食肉、乳脂肪、チーズ、果物、魚で、一定の分析と計算方法で表示が義務づけられました。したがってヨーロッパから輸入された加工食品には、ＱＵＩＤによる表示がなされています。例えば粉末トマトスープでは、最初にトマト四一％などと表示されます。

表５・４は、輸入食品の原料組成について、国内用添付ラベル表示と原産国の表示を比較したものです。日本の表示に比べて、ヨーロッパで行われている表示は情報量が多く、重要成分が％で示されており、多言語で書かれている

表 5·4 輸入食品の原材料表示に見る原産国と国内の表示比較

日本国内表示			原産国の表示（エネルギー，タンパク質，炭水化物，脂質を別途表示）	
原産国	品名または名称	原材料	品名（表示国語数）	原材料
① デンマーク	ナチュラルチーズ	生乳，クリーム，ヘーゼルナッツ，ヌガー，ラム酒，食塩，増粘剤（ゼラチン），pH調整剤 要冷蔵（10℃以下）	ラム入り全脂肪ソフトチーズ（5 か国）	クリーム，ヘーゼルナッツ（12%），ファッジ（6%），ラム（4%），ゼラチン，食塩，酸味料（E330），乳酸培養物，固形分中脂肪 60%，2～8℃保存
② スイス	ビスケット	小麦粉，砂糖，バター，クリーム，卵，食塩	バターサブレ（3 か国）	小麦粉，砂糖（33%），バター（14%），バターオイル（7%），発酵クリーム，卵，食塩，食塩合計 0.5% 以下，グルテンを含む
③ フランス	パイ	小麦粉，バター（34.1%），チーズ（18.5%），卵，ミルクパウダー，食塩	チーズ入りパフペーストリー（4 か国）	小麦粉，バター（34.1%），チーズ（18.5%），全卵，粉乳，食塩
④ イギリス	ビスケット	小麦粉，バター，砂糖，食塩，卵，アーモンド	ショートブレッド（8 か国）	小麦粉，バター（29%），砂糖，アーモンド（5%），食塩，ナッツアレルギー患者に不適
⑤ ドイツ	ケーキ	砂糖，小麦粉，卵，植物油，オレンジ皮，小麦澱粉 水あめ，コアントロ，安定剤（ソルビトール），米粉，ブドウ糖，果糖，食塩，香料，乳化剤，膨張剤，着色料（ベータカロチン）	コアントロ入りデザートケーキ（10 か国）	砂糖，小麦粉，全卵，水素添加植物油，オレンジ皮砂糖漬け，小麦澱粉，水あめ，コアントロ（40 v%）を 3%，安定剤（ソルビトール），米粉，ブドウ糖，果糖，食塩，香料，脂肪酸モノジグリセリド，膨張剤（重炭酸ナトリウム，酸性ピロリン酸ナトリウム，色素（ベータカロチン），保存料は含まず
⑥ イギリス	チョコレート菓子	砂糖，カカオマス，水あめ，ココアバター，乳化剤（大豆由来），酵素，香料，酸味料	ミント被覆ダークチョコレート（10 か国）	砂糖，カカオマス，水あめ，カカオバター，乳化剤（レシチン），ペパーミントオイル，クエン酸，香料（バニリン），インベルターゼ，カカオ分 48%以上
⑦ ベルギー	チョコレート	砂糖，ヘーゼルナッツ，全粉乳，ココアバター，カカオマス，乳化剤（大豆由来），香料	プラリネチョコレート（10 か国）	砂糖，ヘーゼルナッツ，全脂粉乳，ココアバター，カカオマス，乳化剤（大豆レシチン），バニリン着香，カカオ原料（ミルクチョコレート 34%以上，ホワイトチョコレート 25%以上），乳固形分（ミルクチョコレート 22%以上，ホワイトチョコレート 30%以上）
⑧ フランス	カボチャジャム	カボチャ，ラム酒，バニラエッセンス，砂糖，レモン果汁，ペクチン	かぼちゃバニララム酒ジャム（2 か国）	カボチャ，砂糖，ラム酒，ゲル化剤（ペクチン），酸味料（レモン果汁），天然バニラエキス，100g 中に果実 55g を含む，全糖含有量 63%

④，⑤は容器に製造者による日本語表示あり。

表 **5·5**　QUID 規制によるビーフペースト表示例

ビーフペースト	混合重量(kg)	%
水　分	401	23.4
大豆タンパク(69 %)	36	2.1
冷凍ビーフ(70 %赤肉)	504	29.4
冷凍チキン挽き肉	360	21.0
冷凍調理済チキン挽き肉(肉 60 %)	270	15.8
牛肉タンパク濃縮物(タンパク 80 %)	54	3.2
食　塩	11	0.6
調味牛肉エキス	7	0.4
牛肉フレーバー	14	0.8
純麦芽	5	0.3
ラスク粉末	50	2.9
配合重量	1,712	
肉含有量		71

のが特徴です。また保存料などの食品添加物は、個別の記号表示が認められています。③のパイのように、原産国の%表示をそのまま翻訳して記載した例はまれです。また④と⑤では、最初から包装に日本語表示がなされていますが、奇妙なことに日本語部分だけは%表示が省いてあります。原料の記載順位が元の表示と異なるものがあり、特に⑧のカボチャジャムの表示順位は、表示違反で消費者に誤解を与えます。

ＱＵＩＤの規制で最も厳格な表示例は、多くの成分を含む肉製品などで、表5・5に示すとおり水分を含めて製品のレシピか原料組成が%表示され、肉の含有量が明示されます。米国では、食品の栄養表示教育法によって、図5・4に示すように栄養内容の表示が義務化されています。その食品の一包装を食べると、主要栄養素、カロリー、ビタミン、ミネラルなどの、一日必要量の何%が摂れるかが分かります。また、油脂の飽和と不飽和脂肪酸、オレイン酸の量やコレステロール量も示されます[4]。

(a)

栄　養　内　容		
供給サイズ 1/2カップ(114g)		
1 包装に 4 個を含む		
各供給サイズ当たりの量		
90 カロリー　　脂肪からのカロリー：30		
		1 日量に対する百分率
全脂肪　3g		5%
飽和脂肪　0g		0%
コレステロール　0mg		0%
ナトリウム　300mg		13%
全炭水化物　13g		4%
食物繊維　3g		12%
糖　　類　3g		
タンパク質　3g		
ビタミンA　80%　・　ビタミンC　60%		
カルシウム　4%　・　鉄　4%		
上記の日量は，2,000 カロリーに対するもので，あなたの必要量はこの量より，多い場合と少ない場合があります。		

カロリー	2,000	2,500
全脂肪　以下	65g	80g
飽和脂肪　以下	20g	25g
コレステロール　以下	300mg	300mg
ナトリウム　以下	2,400mg	2,400mg
全炭水化物	300g	375g
繊維	250g	300g

1g 当たりのカロリー
脂肪 9・炭水化物 4・タンパク質 4

(b)

冷凍ソースづけ混合野菜

内容量　8.9オンス(252g)
○低脂肪
○無コレステロール
○食物繊維の良い給源

原材料：ブロッコリー，ニンジン，青豆，水くるみ，大豆油，乳固形分，修飾コーンスターチ，食塩，スパイス

ラベルの実例
心臓病には種々の原因が関係しますが，飽和脂肪とコレステロールの少ない食品は心臓病の危険を緩和すると期待されています。

図 **5･4**　米国の栄養表示教育法による表示例(a)とラベルの表示例(b)

二・四　まとめ

食品の表示制度は、品質内容を明確にし、消費者の商品選択を容易にするためにあります。しかし、日本の加工食品の表示制度は、先進諸国に比べて後進性が目立ち、とても消費者のためになるとは考えられません。また、JASその他の食品規格には、国際規格水準以下のものが目立ちます。これらの状況は現在の食品規格と表示法が、政府の産業保護の体質から、生産者や加工業者の都合で進められてきたためです。

すでに現在は、消費者を最大限尊重する生産者や企業だけに、発展が約束される時代になっています。食品衛生法とJAS法は、食品加工原料の％表示や、有効で信頼できる栄養表示を禁止していません。先進的な企業が表示方法を改革し、原材料の％表示を行った優良商品を発売したら、その商品は消費者の信頼を得るでしょう。このようにして、優良商品の開発競争が展開することを期待してやみません。

（藤田　哲）

参考文献

（1）毎日新聞、四月二十五日朝刊、一四頁（二〇〇三）
（2）藤田哲：食品のうそと真正評価、三一三八頁、エヌ・ティー・エス出版（二〇〇〇）
（3）本多忠親：酒とワインと―2、アル添、化学と生物、三七巻、五六一頁（一九九九）
（4）藤田哲：新訂版・食品のうそと真正評価、二五六―二六二頁、エヌ・ティー・エス出版（二〇〇三）

座談会■消費者から見た「企業への期待と役割」

〈出席者〉

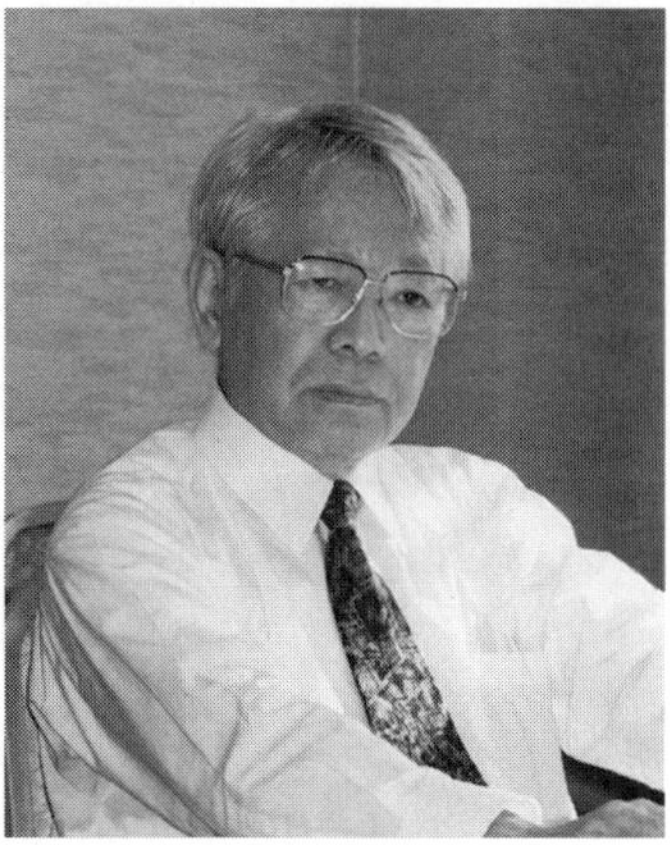

高橋正郎　氏

女子栄養大学客員教授・農学博士
前 BSE 問題検討委員会 委員長

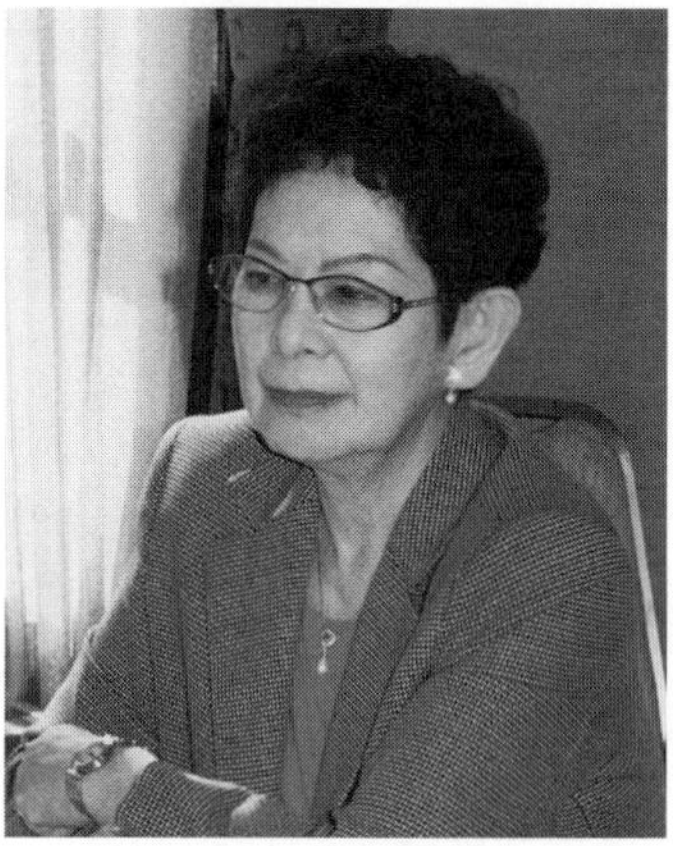

正木英子　氏

食品科学広報センター 代表

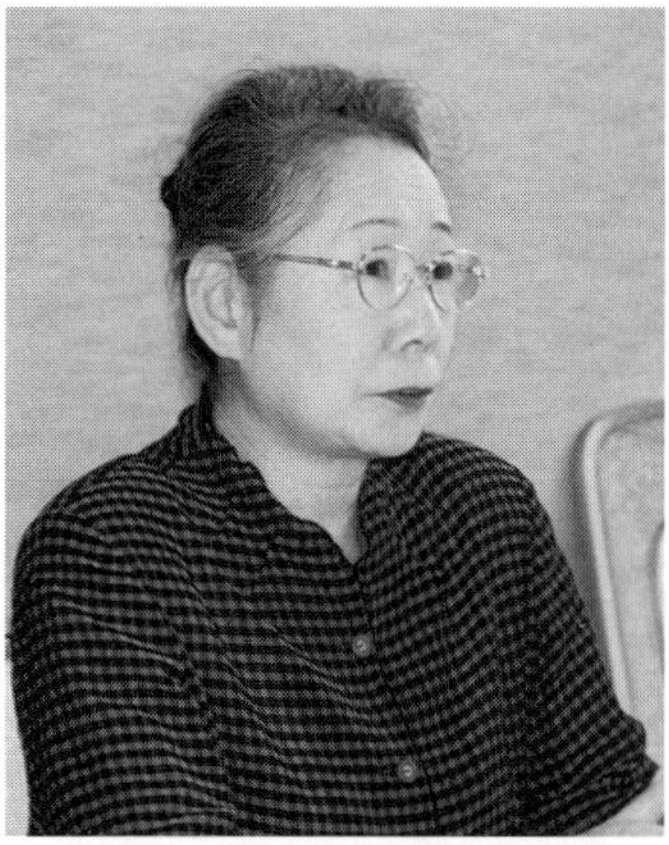

日和佐信子　氏

雪印乳業株式会社 社外取締役
前 全国消費者団体連絡会 事務局長

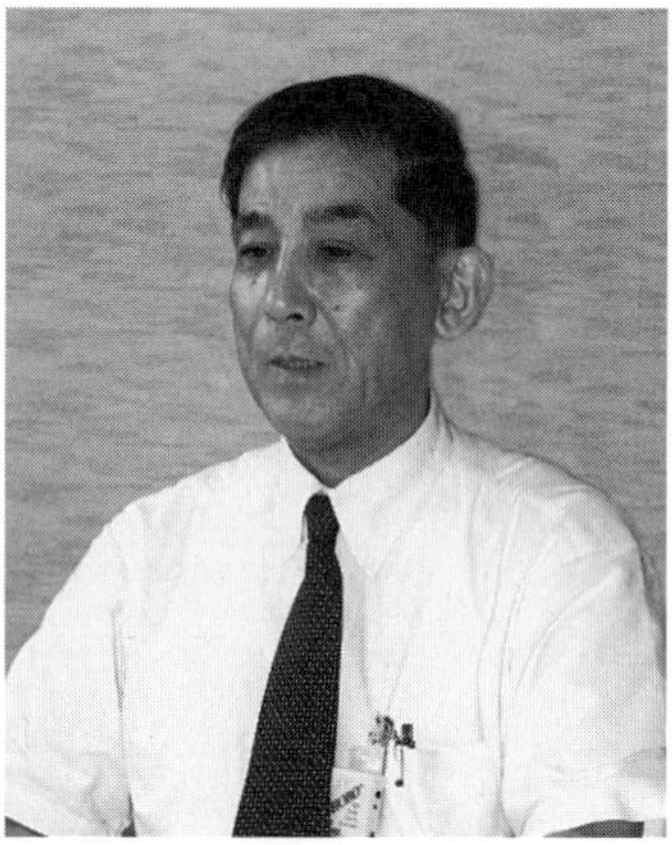

〈座　長〉
小林登史夫　氏

創価大学教授・工学博士

小林　今日は、お忙しいところをお越しいただきまして有り難うございます。まずは感謝を申し上げて、表題の如き座談会を始めたいと思います。私の役目は進行と取りまとめということで、消費者問題にお詳しい三人の先生方のお話を誘導する役目と考えております。是非、談論風発、ご遠慮なく先生方のご経験やお考えを中心にしてお話が伺えれば……と、期待しております。最初に髙橋先生いかがでしょうか。

■食品安全性の論点を巡って

髙橋　まず私はこの座談会の趣旨の「消費者の立場……」という点で、適任か否か私自身疑問には思っております。ただ食品安全基本法や食品安全委員会のきっかけとなり、日和佐さんもご一緒だったBSE（狂牛病）に関する調査検討委員会に参加し、そこでの報告書が土台になって、今の国レベルの食品安全行政が決まってきたという、そのきっかけを作ったという意味で参加することが可能かな……というふうに思っております。

ただこの本のタイトルの『食の安全と企業戦略』を社会科学的に考えると、往々にして企業の戦略が、結果として食の安全性を損なうような行動をとる場合もあった。要するに、企業の行動が消費者に対して食の安全性から考えて問題を引き起こす可能性が、今までの歴史の中にもあったという事例が出てくるわけです。ところが、この本の趣旨は、食の安全性を企業の戦略としてどういうふうに内部化して行くか、ということが主題だと思うのですが、そこで企業本来の目的である、営利の追求や企業の存続ということと安全性とが完全に予定調和的であるのか、と言うと「そうではない」という問題をどう考えるのか。これが一つの論点ではないかと思います。

もう一つは、消費者はBSE問題をきっかけにして、政府も信用できなくなってきた。同じように、企業も信用できなくなったわけです。その前には雪印乳業の問題も、後には企業による一連の偽装表示問題もありました。どうもメーカーの人たちも信用が置けなくなってきた一方で、流通業者が一定の役割を果たしているのではないかと思います。表示問題については、大手スーパーがかなり厳しいチェックをしております。食全体を繋ぐフードシステムの中で、政府も含めた農家、農協、メーカー、流通業者などの諸主体で、消費者はだれを信用して良いのか、また、このシステム全体をどう理解するのか‥‥、ということも大きな論点になると考えております。

日和佐　今、髙橋先生がおっしゃったのは、コンプライアンス（法令遵守）の問題だと思うのです。根本的な問題としてどんなにその企業が小さくても企業活動を行っている以上、その企業としての理念だとかビジョンだとか、それが企業の中に基礎的なものとして位置付けられていないと細かなことをいくら詰めても、なかなかうまく行かない。そういうことを、私が今関わっている雪印乳業で実感しております。

それはやっぱり基本的には「社風」と言いますか、それが非常に大きな影響を及ぼして事故につながるということなのですね。どんなにシステムを完璧にしても、最後はそのシステムを動かすのは人なのです。人はミスを絶対に犯さないかって言うと、そういうことはあり得ない。「あり得る」ことに対して、全社的にどのような体制をとっているのか‥‥が会社として、企業として重要なことなのだ‥‥という実感を持っております。

正木　髙橋先生、日和佐さんのおっしゃったとおりだと思います。食品安全基本法でも食品衛生法でも、食品の安全性を確保することにより、国民の健康の保護を図ることを明記しています。そして食品の安全性の確保について、食品関連事業者は第一義的な責任を有することを認識しなければならないわけですが、企業の方々は、その責務をどれだけ自覚しているのかなと思います。

小林　三先生が、いみじくもご指摘された、企業の責任や倫理、またコンプライアンスや社風の醸成‥‥。それらについてもっとお話をしていただきたいと思います。

■BSE問題、雪印乳業食中毒事故からの教訓

髙橋　食品の安全性に関わる技術者は、企業の中で従来は主流ではなかったと思います。むしろチェック機能の担い手であって、企業がこういうことをやりたいという場面で、ブレーキをかける役目です。しかし、消費者にとっては非常に大切な役割で、大いに頑張ってもらわなきゃいけない人たちだと思うのですが、企業にとっては、安全のことばかりを言っていたら企業の存続が危なくなり、安全性に関わる技術者の意見が受け入れてもらえない場合が多かったのではないでしょうか。

企業全体の流れや営業目的と、チェックする人たちの行動指針や分析結果とのギャップが、どんな会社でも当然存在すると思います。この少数意見をトップがどう汲み上げて行くのか、そのシステムが日本の企業の中ではまだ出来ていないように思います。

今は国自体として、具体的には農水省ですが、食品表示一一〇番の中などで、いわゆる内部告発を推奨していますが、企業の中で内部告発は、もう会社を辞めるぐらいの覚悟がなければできないわけです。ところが、重要な情報は内部告発であっても、トップがキャッチして対応するという企業における危機管理のシステムを、各企業の中で作って行くことが求められていると言えます。その実例は苦い経験から再スタートしようとする雪印乳業が最近「行動基準」を作りまして、かなり思い切った線を出していますので、紹介していただければと思います。

小林　日和佐さん、差し支えなければ実際に雪印さんでなさっておられることの一端でも、ご紹介いただければと思

いますが。

日和佐　私はどんな所でも公表していますので、一向に構いません。

雪印乳業の食中毒事件。その要因はいったい何だったのかというと、私が後になって検証しますと、やっぱり原因の一つはトップダウンの社風にあったということが言えます。役員や上司にものが言えない雰囲気・・・、役員に反対意見など言えない社風だったようです。小さい企業だったらそんなこともないでしょうが、雪印乳業の場合では、当時の社長は工場にも行ったことがなかったようですね。そういう社風であった。それともう一つは、減点主義であった。日常的なそういう社風自体が、食中毒事件につながって行く大きな要素・要因になっていたと私は思います。

そのことから言えるのは、どんな企業でもその企業としてのビジョン、理念、企業活動の目標ですね。理念とすることがある。「その理念が棚ざらしになっていないか」を、まずチェックする必要があると思います。

企業活動は自分たちが持っている理念が、例えば食品メーカーであるならば、食品の形になり商品として出ていく。企業理念が、食品という形で具現化されるというのが理想的なわけです。理念は理念であるのだけれども、それとは関係なく企業活動をやってしまっている。まさに先ほどお話があった、「食の安全というのが企業戦略たり得るのか」。まずそこだと思います。企業戦略にしなければいけないわけですよ。今度の食品安全基本法でも、生産から消費までを繋ぐ、製造、流通それぞれが個々の責任を果たさなければダメだ、第一義的な責任がそこにあると言っています。それを真正面から受け止めて、食品メーカーが世の中に提供する食品の安全性については、第一義的にその企業が責任を持つということの認識をどれだけ確立できるかが鍵です。

その次は「企業風土」の問題で、先ほども申し上げましたけれども、衛生上の担保をとるためのシステムは当然必要ですが、最終的にシステムを動かすのは人であるということを考えれば、どのようなコンプライアンス感覚を持って社員がそれに当たるのか。それは技術畑であろうと営業畑であろうと開発畑であろうと，皆共通していなければいけない。それは全社的な風土です。そして，そのコンプライアンスをいかに確立していくか。そのためにやらなければいけないことがあるわけでして，既に「雪印乳業行動基準」というものを作りました。作っただけではこれまた絶対ダメでして，全社員がそれをしっかりと身に着けるまで研修を繰り返さなければいけない。皮膚感覚になるまで，繰り返さなければいけないということです。ですからそれを徹底的にやる。また，法令を遵守していきましょうということだけではダメですね。具体的にこういう場合にどうするか，というケーススタディも含め，研修をして全社員に浸透させていく。そういうことを基本としてやる。

正木　そういう内部の事情を知らないので，なんで大手でありながら，ずさんな衛生管理を…と思いましたね。エンテロトキシンA型毒素に汚染されたものを原料にして，確か低脂肪乳とヨーグルトを作っていたのですよね。

日和佐　低脂肪乳が主でして，工場長も四五〇袋分，雑菌が混入していることを知っていました。もう一つ悪いのは乳業メーカーにありがちですが，殺菌神話というのがありまして，加熱して殺菌すれば雑菌は死滅する…。ところが加熱しても壊れないエンテロトキシン毒素が発生していた。そこまでは，思いが至らなかった。

「行動のチェックポイント」

あなたがしようとすることは，
1. 企業理念に沿っていますか
2. 法律に触れませんか
3. 社会の良識から外れていませんか
4. 家族に見られて恥ずかしくありませんか
5. 自分自身で本当に正しいと思いますか

宣　誓

私は，「雪印乳業行動基準」を良く理解し，共感と納得の上で守っていくことを宣誓します。

平成　　年　　月　　日

所　属＿＿＿＿＿＿＿＿＿＿＿＿

氏　名＿＿＿＿＿＿＿＿＿＿＿＿

「雪印乳業行動基準」より

正木　それは非常にお粗末ですよ、一流企業でありながら、食中毒予防の原則を見失っていたなんて…。企業の体質の問題もあるけれども、基本的には日常的な衛生管理がなっていなかったということですよ。

日和佐　結局もう一度、製造に使ったわけですよ、新しい物に混ぜて。そうすると雑菌が薄まる…、そして加熱すれば殺菌できる…と。

もう一つは前に申し上げました「減点主義」だったということ。四五〇袋の廃棄物を出すと、それだけ大量に出る原因は何だ…になるわけですから、保健所にも届けなければならないし、工場は一定期間操業停止にもなる。そこに減点主義のプレッシャーが掛かった。だから、どんなことでも社内で言える、申告できる…雰囲気というか、そういう社風を作っておかないと事故は食い止められない。結局、外に出てしまうのです。

技術者倫理と内部告発

高橋　技術者の良心が、企業の中で生きるようなシステムをどう作るのかということですね。雪印乳業の行動基準の中で、最後の確認の所に、「あなたがしようとしていることは『社会の良識から外れていませんか』『家族に見られて恥ずかしくありませんか』」、というチェックポイントがあるのですよ。会社の行動原理ではなく個人の行動原理に照らし合わせて、おかしいことがあれば、上司にすぐ言って、そこで聞いてもらえなければホットラインでトップに言う…、という制度を社内的に作ったのです。

ＢＳＥ問題の検討時に一つ論点として問題になったのは、ＢＳＥが入ってきたのが問題だということだけではなく、入ってくる前後の対処の仕方が全くなっていなかった、要するに危機管理体制が全くできていなかった、というところが一番大きな問題だとして取り上げました。それに関して、農水省の畜産行政経験者にアンケートを取っています。その結果、課長クラスでは二〇％の人はBSEが実際に発生する前に、「日本でも発生する可能性がある」と答えています。日本で発生する前にですよ。それが課員レベルになると、二五％ですからね、四人に一人は発生すると心配していたのです。ところが、その懸念は「日本には絶対発生しない」だとか、発生するということを誰かが言い出したら、これは風評被害で畜産農家や畜産関係者に影響がでるということで、全部抑えられていたわけです。なぜその懸念をうまく汲み上げて、危機管理体制が整えられなかったのかという所が、一番問題にしたことの一つです。同じことがどこでも言えて、良心的な技術者たちは企業内では少数意見者だろうと思いますが、その人たちが物を言えるシステムをどう作り上げていくかということが重要です。

小林　アメリカやヨーロッパの技術者は、ユニオン（職能組合）体制で働いていますが、日本では企業別です。したがって、ユニオン内部で「彼は信頼できない」となると、どこへ行っても通用しなくなります。日本では大手乳業メーカーが四社あっても、横に転職することはなく、ユニオン体制でもないですから……。相対的に見ると企業への見かけの忠誠心が優先して、雇用体制の違いが技術者倫理に影を落としているような感じがしますね。

髙橋　その雇用体制を改めることは、ちょっと難しいですね。ただ内部告発ですが、日本だと「密告」みたいな悪いイメージがあるのですが、ヨーロッパではある人の説では「笛吹く人」だということで、必ずしも暗いイメージではないそうです。日本でも現在、総務庁、内閣府などで「公益通報者保護制度」というものを考えているようです。企業でもそういうシステムを、ちゃんと作っているところがあります。上場している食品企業の中でも一五％か二〇％ぐらいですが、企業内の内部告発を積極的に受けましょう……、その人の不利益にならないような制度をちゃんと設けましょう……というようなことを言い出しています。雪印乳業も、そのためのホットラインを作っています。そういう意味で技術者の意見を、企業全体の流れからすれば少数かも知れないが、ちゃんと汲み上げるシステムを、まず作ることと、トップの人たちがその重要性を十分に認識することが大切ではないでしょうか。

日和佐　「公益通報者保護制度」を、法律にしようという話にはなっていますね。

髙橋　欧米の国々では、これを法律にしている所がありますね。国によってもスタイルが違いますが、日本でも内閣府に審議会が出来まして、つい最近答申も出ているはずです。今年の夏、全社員に誓約書をとった先の雪印乳業の行動指針にある「社会の常識から外れていませんか」、「家族に見られて恥ずかしくありませんか」を一人一人が確認するという感覚を大切にすることですね。だけど現実には、その制度がどう運用されますか、板ばさみになってしまう人が多くなるとは思いますね。

小林　もう一つここで気になるのは、衣類などでは例のアウトレットと言いますか、ワケ有りの品を承知の上で半額などで売ってしまうということが可能です。食品の場合にはアウトレット的な製品はマレであって、食と食以外の製品の中で、もちろんお腹《なか》の中に入れる物と外に着る物とが違うことは分かりますが、「ワケ有りの準完成品」に対して感覚的には、何とかなるよという甘さの概念があるのかなという感じはしますね。

日和佐　メーカーでの技術屋さんは、職人気質とかノウハウと言いますか、伝統的な経験を強く持っている面がありますね。それが各メーカーの強みや開発力になって、作る上での製造技術になっているわけです。それは非常に価値があるものだと思いますが、それが間違ってしまって、殺菌神話みたいになると大変なことになってしまう。もう少し近代化するというか、食品の技術屋さんと一般企業との倫理を分ける必要はなくて、私は各企業のコンプライアンスは何か、具体的に何をどう守らねばならないのか…を、それぞれの企業としてのガイドラインとして作って行った方が良いと思いますね。

髙橋　小林さんの言われたことはＢＳＥの検討委員会でも、それから今度の食品安全基本法でも共通していて、それは「ゼロリスクというのは存在しない」ということですね。一〇〇％害があるという物、これは当然廃棄されますが、数％ほどの害がある可能性があるというような物についても、その程度について正確な情報提供が行われ、それをもとに消費者の認識の下、自己責任において選択されることが必要ではないか。そのためにも、判断材料となる情報だけはしっかり提供してもらう必要はありますが。例えば、ＢＳＥでヨーロッパを回った時に、フランスのある担当者から「日本には経験があったはずだ…」といわれた。それはフグの話です。危険部位を除けば、あれだけ美味しく食べているじゃないの。今度の牛肉だって危険部位を外せば大丈夫だということをなぜ消費者に訴えないのか…と。確かに、フグでも危険部位を取り去る技術者を完全に信頼している人は食べるけど、信頼していない人は食べないですよ。それは、それで良いと思うのです。消費者の自己責任という形ですね。例えば賞味期限がもう切れかけているものを特売で安く売っているというのが、今のアウトレットと同じようなことですね。消費者はそれを知って買うわけですからね。

■安全監視への様々な取り組み

小林　一方では国の安全委員会に対して、「食の安全・監視市民委員会」を設立するお話がありますね。それから、消費者サイドから見た食品企業の「格付け」みたいな新しい動きもあるようですが…。先生方は、どんなふうにこれらを見ておられますか？

日和佐　市民による「食の安全・監視市民委員会」ですが、ああいう組織が出来てくることは、大歓迎でしょう。そこで行政に対して、率直な意見を組織的に言って行けば刺激にもなるし、私はとても良いことだと思います。それから、消費者団体による食品企業の「格付け」ですが、それは基本的にはコンプライアンスがどのように確立されているのか、どの程度の公開性を持っているのか、消費者対応についてどのような考え方を持っているのか、そのあたりが、評価基準の大きな柱になっています。もちろん食品メーカーだから安全な食品を世の中に提供するのは、それはもう当然なのです。

当たり前のことですが、その当然で当たり前のことが実は守られていなかったという事実がありました。そこで、「安全な食品を提供する」ということだけではダメなのです。どんなに安全な食品を提供していても、そこにコンプライアンスが出来ていなければ、「お宅の企業はダメですよ・・・・」となります。食肉偽装事件がその典型的な例ですね。その会社が造ったハム、ソーセージは危険でも何でもなかったわけですが、要するに詐欺事件です。そういう法令違反に対して、社会がものすごく厳しい判断をしたのでしょう。世の中の動きを、中小の食品メーカーさんもキチンと認識する必要があると思います。

髙橋　食品安全委員会と消費者との関係では、民間による幾つかのチェックシステムが別個に立ち上がったということ、これも一つ評価できることだと思いますが、食品安全委員会が「食品安全ダイヤル」というのを作りまして、消費者から直接、「この食品についてちょっと心配だよ」ということを聞き入れようというシステムを、今提起していますね。これは私自身も国会での審議の参考人として、「食品安全一一〇番という制度を設けては・・・・」ということを提唱しましたが、非常に良いことだと思います。それから東京都が取り入れようとしている食品衛生のシステムで、「東京都ＦＤＡ」とでも言いましょうか、消費者からの問題提起を積極的に汲み上げる「食品リコール制度」というものを、米国ＦＤＡに似せて導入しようとしています。そのように、色々なタイプの、食品安全行政に消費者参加の糸口が出てくることで、消費者の意識にもっと近づいて来るのではないかと思いますね。

小林　今のお話は多様な評価方式、一つの評価ではなく幾つもの評価を通じて、常に恒常的な緊張関係を作っておくこと。その緊張状態に耐えられる企業だけが残って、耐えられない部分は自然に落伍して行く。こういう流れになって来たことを、特に中小企業の方々は自覚をする時代になったと感じますね。

髙橋　これは問題提起ですが、情報公開がこれからますます重要になってくると思います。企業として情報公開をする場合もありますが、一般に企業の情報公開は、「自分からは先には出さない」という面があります。しかし、その企業の技術者が掴んでいる情報が、消費者にとって本当に必要な情報である場合には、これを企業から公表されない場合は、その技術者が良心にもとづいて「公益通報者」となって情報提供できるという、何らかの新しいシステムで公開できるような場を作ることが、今後は大きな問題になると思います。

食品のリスク評価を巡って―アレルゲン食品と表示問題

小林　次は、リスクのレベルが消費者の側でも同じではない点が問題になりますね。元気な大学生から、乳幼児や高齢者、ハイリスクグループなど食べる側は千差万別であって、作る時には「誰に……」ではなく平均的に作るわけです。誰が食べても大丈夫なのは当たり前なのですが、自分が食べても大丈夫だが、他の人、その状況によっては……違うかも知れない。よく例にでるソバアレルギーですね、美味しいソバでも一〇万人に何人かは微量でも食べると呼吸困難になり、時には死に至る方もおられる。安全委員会が科学的にリスク解析をすると言っても、今までの平均値によるリスク評価では無理な部分があって、消費者の個人別のリスクを考えざるを得ません。科学的判断と公言するほど説明責任が必要になるという危惧を持っていますが、先生方は、どうお考えになりますか。

正木　国民栄養調査では、平成七年から満一歳以上の各層における摂食量調査を行っています。ですから、リスク評価をするときには、ハザード（危害）の特性（毒性レベル）によって、ハイリスクグループの暴露量も考慮して安全性の確保が図られているはずです。ただし、食物アレルギーは個々人の体質によるので、一律なリスク評価で健康影響は判定できないと思います。

厚労省では「食物アレルギーの実態及びアレルギー誘発物質の解明に関する研究」から、アレルギー物質を含む五品目に表示を義務づけ、一九品目には通知で表示を奨励しています。なかでも、ソバと落花生はアナフィラキシー・ショック（生命にかかわるようなアレルギー反応）などの重篤《じゅうとく》な症状を引き起こす可能性があります。卵、乳、小麦は症例数の多い食品です。

日和佐　五品目は既に表示義務になって、卵と乳製品、小麦、ソバ、落花生でしたか。

正木　そうですね。でも、たいへん厳しいのは、食物アレルギー体質の人は舐《な》める程度でも発症することがあるので、一グラム当たり数マイクログラム程度のごく微量でも表示が必要なのです。それに、これらの食品を原料とする食品添加物も表示対象です。例えばレシチン（大豆由来）、カゼイン（乳由来）などと表示する必要があります。

日和佐　アレルゲンになる食材由来の食品添加物や調味料は、全部書き出さねばならなくなりました。

正木　食品添加物としての表示が免除になっているキャリーオーバー（原材料から持ち越された添加物）や、加工助剤（製造の過程で使用され、完成前に除去される添加物）であっても、アレルギー表示の対象になります。最近は、食品を製造する場合に、加工原料を調達して組み合わせ製品化するケースが増えていると聞きますが、それらの原料をさかのぼって追跡しないと、思わぬトラブルに巻き込まれてしまうことがあります。未指定の香料問題がそうですね。また、あるハムメーカーがAスーパーのPB商品として作っていたアスパラベーコン巻きのベーコンに、卵白を使っていたのに表示がなかった。それがAスーパーの自主検査で判明し、七五〇店舗で販売していたものすべてを回収。そして、Aスーパーはそのハムメーカーを告訴したのです。でも、卵でアレルギーを引き起こさない人にとっては普通の食品なのに、表示しなかったために全部廃棄です。

髙橋　それはまさに、弱者を意識したわけでしょう。ある程度は、その移行過程ではやむを得ないことなのでしょうね。

正木　製造プロセスと言いますか、自社で使っている原料を、全て追跡しないと分からない部分がありますね。

髙橋　原料を調達する時に、どういう材料を使っているのかチェックするシステムですね。原料から製品まで一貫してトレースするシステムが、いずれ出来るのでしょう。

正木　また、あるメーカーがかつお風味のスープを下請の会社に委託していたところ、実は、味に深みが出るので「牛肉エキス」を入れていたというのです。アレルギー食品の中に牛肉も入っているので、知らなかったでは済まないわけです。結局、自分の所で使っている原料は、全てキチンと把握しないといけないのです。

髙橋　そうなると「隠し味」というのが、難しくなりますね。(笑)

正木　まさにおっしゃるとおり、隠し味は通用しなくなりましたね。

小林　その言葉も、無くなってしまう方向なのでしょうか…。さらに他の視点で…。

正木　平成十年からの残留農薬基準に関してでしょうか。精密化というシステムが導入されて、国民栄養調査で年齢別の摂取量調査をしています。いわゆる弱者、ハイリスクグループ、乳幼児や幼児、高齢者や妊産婦などの人たちが、どんな食事をどう食べているのかということから、残留農薬の暴露量を計算した上でその基準量を設定しています。

髙橋　アレルギーに関与するような物は必ず書かなければいけないし、イスラム関係とか宗教的な面もありますね。そういう人たちを念頭に開示して行かなければいけない。

日和佐　ただ外食は対象外です。お惣菜とか、外食は対象外になります。

小林　その境界線のところが、これから産業的には狙い目になるでしょう。

正木　対面販売の場合には、情報は購入する時に得られるだろうという理由なのですが、実際にはアルバイトの人がほとんどでしょう。店頭で販売している人に聞いても全然内容が分かってない。でも、コンビニのお弁当には表示が必要です。白子は天然の保存料ですが、先頃「白子（鮭由来）」と書いてある弁当を見て、これはキチンと表示しているなあと思いました。また、あるデパートのお惣菜売り場で、有名メーカーの天ぷら屋さんが「当社では卵、小麦、えび、いかを使っています」と店頭表示をしていました。対面販売なので表示の必要はないのですが、「これはアレルギー表示なの？」と聞いたら、「初めて聞かれました」…と、表示していても「誰も気がつかない」…と言っていました。

■リスク管理とその経済性

日和佐　表示の方法は非常に厳しくて、今までよりは安心できるようなシステムになっているのですが、アレルギーを持っていらっしゃる方は、ご自身が何のアレルギーなのかはご存知なわけだから、各個人の責任になると思いますね。個人にまで全てシステムで対応…というのは無理です。基本的にはどの程度のリスクを、どの程度の人に対して及ぼす可能性があるのか、その強弱やリスクの大きさが問題です。リスクがたいして無いものについて、過剰な安全性システムを構築すると、経費の面でも困難になってしまいます。
日和佐　結局は、そこに戻ってしまうわけなのですよ。
正木　どんな食品にも、何らかのハザードが存在します。微生物に汚染されているなどの生物的なハザードや化学物質も、また物理的なハザードもあります。そこで、まず食品中のハザードは何かを同定し、毒性試験からＡＤＩ（一日摂取許容量）を設定して、食品から摂取するハザードの量とＡＤＩを比較してリスク判定をするのですよね。
日和佐　そこがとても重要になってきて、今度出来た食品安全基本法による組織では「リスクの判定」と言っていますが、「こういうリスクがありますよ」と言うところまでは、食品安全委員会がやるけれども、そのリスクに基づいて、「そのリスクを排除するために何かをやるのか、やらないのか、やるとすれば…」を決めるのは、従来通りの農水省や厚生労働省になりますね。判定結果によってはどう対応して、そのリスクを管理していくかということがとても重要になります。いろんな人の意見を聞いて、合意の取れるような形でやって欲しいと私は思います。
正木　リスクアセスメントの手順はまず、二〇〇人ほどの専門家からなる専門調査会で審議されます。この調査会は食品添加物や農薬、ＧＭＯ（遺伝子組換え食品）など一三の部会で構成され、ここで審議したものを食品安全委員会で評価する仕組みのようです。
日和佐　七人の委員の方は、実際にはリスク評価をしません。小林先生がおっしゃった「説明責任、科学的判断と公言するほど説明責任が必要だ…」、ここがとても重要になると思います。こういうリスク評価が出来上がった、どうしてこういう評価に至ったのかということについての経過を、データも含めて説明することが必要です。
小林　リスク評価の背景を公開しないといけませんね。それらが瞬間的なものでもね。五年すると中身は変わるのでしょうが、その時点でのベストなもの、世界的な技術レベルで見てもベストなものが、ここまで来ています。それで良いと思います。興味のある人は、常に勉強してくださいと言うことです。

もう一つは、食品自身をリスク内容に従って級別に分けて、例えばA～Dなどの級を付ける。Dは従来型の食品であって、一応の成分表示ぐらいがある程度、Aではさっきのアレルギー対応から全ての詳細な表示が手間を掛けてでも書かれている。当然中間段階もある。あとはどの位の値段でどれほど売れるかが問題になる。消費者が自分で考えて、私はC以上でなければ食べないと決める。結局、消費者の選択が効果を発揮するようになって、似た食品でも、今の有機栽培野菜のように多様な供給体制が存在するようになるでしょう。

■食品安全基本法と食品企業の役割

髙橋　それに関連して、先に成立した食品安全基本法では、「事業者の責務」、「国の責務」と並んで、消費者の場合は「消費者の役割」になっていますね。その「消費者の役割」について、ある方は「消費者の権利」にすべきだという意見がありました。私は、権利だけじゃなく今の話のように、一定の責任を分担するということから、そこは「役割」という方が適切であると思うのです。

小林　見かけは全く同じ物だけど、Aクラスのものと Dクラスのものとでは、手間の掛かっている分だけ、X倍くらい値段が高くなる。Dは、今までどおりで買える…。

髙橋　それも国が決めるのではなく、市場メカニズムで決めて行かざるを得ない。

小林　細かくは、四段階が良いのか、○段階が良いか。農産物と水産物とでも違うと…。

髙橋　安全性に関連する処理が、製品差別化の手段になりつつあって、結果として中小の食品メーカーが排除される危険性もありますね。

小林　おっしゃるとおりで、既に食品企業の事業所数が、急速に減っていませんか。ここ一〇年間ぐらいでも、六〇%ぐらいに縮小しているはずで、原因の一つは技術革新に、広い意味でのトレーサビリティも含めて、ついて行けない。それから消費行動も変わってきて、伝統食品も以前ほどは売れない。家族だけでは無理で、従業員を雇っても給料も出せない……、と食品製造業が欧米型の中大型の構造に向かっているように思います。

髙橋　一概にそうとも言い切れない面もありますよ。二人あるいは四人以下というのは確かに減っていますが、二〇人から一〇〇人とか二〇〇人ぐらいまでの事業所の販売のシェアが、むしろ増えています。そして、二〇〇人以上はむしろ減って真ん中に集中してきている。だから私は、日本の食品では中企業、中堅企業が健在で、欧米型のトップ企業だけが食文化を牛耳るということにはならないと考えています。流通でも食品流通業者の大手五社のシェアが、北ヨーロッパでは七割ぐらい、ドイツ・イギリスでも七割ぐらい、アメリカで五割ぐらいと言っています。日本の場合は昨日計算したのが、大手五社の系列も含めたシェアが一五%ぐらいなのです。これは中堅のスーパーマーケットが健在なのです。なぜかと言うと、消費者の鮮度志向から、まとめ買いをしないわけですね。したがって、非常に商圏が小さいし、そこの消費者ニーズをうまく掴んで提供している中堅スーパーが、日本では頑張っているということですね。食品メーカーもだいたい同じ傾向にあるのかな……、というふうに感じています。

小林　もう一つは今髙橋先生がおっしゃった安全性問題が、どのくらい急速に消費者側に浸透するのか。その速度の問題があって、早ければ対応できる所とできない所とで差がつく。今は企業構造が変わる入口の所にいるのかな……と思います。だから急速だと対応できる企業は限定されてしまう。そんな感じもしていますが……。

日和佐　そういう問題もあるとは思いますが、安全性の徹底というのは基礎ですよね。これを除いては、もうどうすることもできないということでしょう。

■食品の安全と食育のあり方

正木　安全と言う場合に消費者が一番気にしているのは、化学物質ですし、化学物質に対しては根強い不安感を持っているようです。

日和佐　ちょっとそこで、消費者の意識がずれている感じがします。リスクで考えると現実の被害としては食中毒の方が多く大きいのですが、なぜか残留農薬とか食品添加物に意識が集まっているのは、少し軸がずれている。それともう一つは、消費動向に関わってで、これはまさに皆で言って行かなければいけないことだと思いますが、一つ一つの食品にはものすごく敏感で、「これは遺伝子組み換えじゃない?」と言うけれど、トータルで食卓を見たらバランスが取れていない。その食卓全体の安心感みたいなものが、ないがしろにされていて、非常にバランス感覚が悪い。食に関して消費者は、細部にはとても神経質であっても、現実に問題が起きている食中毒には無関心で、違う方向に関心が向きがち…、ダイオキシンだとかもその一例ですね。

小林　摂食バランスの話になると、「食育」の問題になります。食育というのを具体的に考えた時に、「消費者に対する食育」というものはどこでどういう形で行うのか、むろん学校での教育も一つの方法でしょうが、どういう方法が考えられるのでしょうか。

日和佐　一つはマスコミが持っている力は、すごく大きいものですね。このマスコミの方と話していてなるほどと思ったのは、食品メーカーがセミナーなどをどんどん開いて欲しいと…。各食品メーカーが独自に持っている様々な情報を、セミナーのような形で提供してくれると、マスコミも科学的な見地に立った記事が書けるようになるそうです。外国は既にやっているようです。モンサントが先日、記者を対象に開きました。私も消費者の立場から参加をしたのですが、必ずしもモンサントのＰＲではないのです。遺伝子組換え食品というものの知識、現状はどうなっているかということですね。ですから、食育と言ってもいろんな所で情報をキチンと提供して行くことが中心でしょう。マスコミ対策も一つですが、企業はやっぱり情報を囲ってしまいがちです。もう少し公開して、一般消費者にも製造工程を見てもらうとか…。難しければ、製品を作っている考え方…というような、宣伝ではなく交流です。これらを消費者に説明して意見をもらうということ、モニター制度を作ることもできるでしょうし、色々な形がある。究極には学校教育が基本でしょうが、食教育はこれまで放置されてきた分野なのでしょう。

正木　保健所では以前から、定期的に栄養教室を開催して、乳幼児の食事、学童の食事、高齢者の食事などについての講習会を行っています。安全性や食中毒についての講演会も実施しているので、消費者も積極的に参加して欲しいと思います。

■これからの食品企業に期待すること—情報の提供方法、誠実性、安心…

小林　残り時間が少なくなってきましたが、先生方からぜひこの部分を、というお話しを…。

髙橋　今日の話題の中で、食品の品質や安全性にＡ～Ｄなどの階級を付けたら、どのメーカーや輸入業者もＡランクを求めるでしょうね。ただその場合にも、多少の時間がかかることは考えておかなければいけない。私がずっと考えていたのは、中国からの冷凍野菜の輸入問題です。元々チェックシステムが無かったのですから、無防備で入っていた。ここにチェックシステムが出てきてブレーキが掛かり、再開してもまた出たということですが、このようなことでの輸入のブレーキが今後どの程度続くのか・・・。中国自身でも残留農薬のチェックに相当手を打っていますから、そのうちには安全なものが入ってくるでしょう。おそらくAクラスのものが入ってくるだろうと思いますね。しかし時々紛れ込む不良品をどうチェックするかということは、当然考えておかなければいけない。そういう意味で、供給者側とすればAクラスに向けた努力をしようということは当然でしょう。

ここで本書の読者である食品企業や食品流通業の安全管理者、ならびに保健所の関係職員に期待したいこと、是非、お願いしたいことを、最後に述べさせていただきます。

食品安全委員会も出来ましたし、それから安全性について消費者の関心が非常に高くなっているわけです。また情報公開というものが、かなり一般化してきました。特に情報公開とは、何がなんでも公開すれば良いということではないのです。公開された情報がどんな形で伝わるのか、あるいは変な形で一人歩きしないのか、受け手の側に立った情報公開の姿勢が必要だと言うこと。要するに企業でも、マーケティング段階でどういう消費者がその情報を受け止めているかという意識をつねにもって対処していますが、情報を公開する立場の人にもその考えをしっかり持って欲しいのです。この間の「キンメダイ問題」などもそうですね。情報を公開すれば良いのだという形で、まずはスタートしましたが、多少の問題も起きました。その情報が一人歩きをしないためには、どういうデータを提供するか、また、そのことに関連する「Q&A」を同時に提供する必要がある。そうした情報公開のアフターケアや流れを追跡することを、しっかりやって欲しいのです。そういう意味で、情報公開についてのプロや担当者を育てる必要があるということは、BSEの際の議論でも大きな話題になりました。

さらにまた、この本の読者に期待することは、おそらく食品安全委員会から出てくる情報公開は専門性の高い内容でしょうから、それを分かりやすく解説し、専門知識の面で一般消費者との間を繋ぐ役割が重要になりましょう。そのような役割を担うのは、この本の読者だろうと思います。そのことを強く期待しています。

日和佐　私は先ほども申し上げたのですが、企業はどうしても塀を立てたがるから、いろんな形で情報公開をもっと工夫する必要があると思います。例えば、食品の表示について今かなり関心が高まっているところです。原産地表示も含めて、様々な偽装表示問題が相次ぎましたから、各メーカーの表示内容について意見を聞く場を設けるとか、具体的なことはたくさんあって、もう少し消費者との交流を深める努力をお願いしたいと思います。

もう一つはトレーサビリティについて、社会や企業には曲がった視点で受け止められていると思っています。今はブームになっていて、トレーサビリティさえ導入すれば「安全性の証」だ…みたいですが、トレーサビリティとは情報の伝達に過ぎず、トラブルの原因に早くたどり着くシステムなのです。安全性とは全く別であることを、正しく認識して欲しいのです。トレーサビリティによって何か事故が起こった場合には、すぐストップができて被害は最小限で止められる、原因が追求できるわけです。食品企業にとっては、非常にメリットがあって役立つシステムなのですから、積極的に導入すべきでしょう。メーカーにメリットがあるならば、費用は当然メーカーが負担をすべきだと思います。

正木　衛生管理は、HACCPに帰結すると思います。国際規格ではISO9001とHACCPを一緒にした次のISO規格が検討されているようですが、まずはHACCPの原理を理解して、そのシステムの導入を図っていただきたいと思います。もう一つは表示のことで、店頭で見ていると、中堅企業と思われる会社でも、表示が不適切なものが目につきます。消費者に勉強しなさいと言うことも大切ですが、企業ももっと勉強しないといけないですね。

日和佐　そうです、優良誤認を招く表現や根拠のあいまいなものが本当に多いですね。

正木　それらが消費者の不信に繋がる。消費者の目は、関心が高まり、より厳しくなっています。そういうことをキチンと意識してもらいたいということです。

それと安全についてはずいぶん議論しましたが、「安心」という問題に企業はどう対応するのでしょうか。食品安全基本法を成立させた今国会は「安全安心国会」と言われました。企業は「安心」にはどう対応するのでしょうか、実に難しい問題を抱えていますね。

日和佐　安心の方がもっと難しい。消費者に信頼してもらえるかどうかですからね。

髙橋　少なくとも失われた信頼をどう回復するかと言うことでしょう。それが無い限り「安心」は無いのでしょう。時間をかけて一つ一つ実績を出して行くことでしょう。

日和佐　企業からの納得の行く説明が、やはり基本になると思いますけどね。

小林　ちょうど時間になりました。どうも長時間色々と有り難うございました。

（二〇〇三年八月四日）

食の安全と企業戦略

—食品安全基本法と食生活への貢献—

2004年2月10日　初版第1刷発行

編　者　亀和田光男
森地敏樹
小林登史夫

発行者　桑野知章

発行所　株式会社　幸　書　房

〒101-0051 東京都千代田区神田神保町1-25
phone 03-3292-3061　fax 03-3292-3064
URL：http://www.saiwaishobo.co.jp

三美印刷

ISBN 4-7821-0240-2　C 3058